一本书了解荨麻疹

李元文　蔡玲玲 ｜ 主编

U0271674

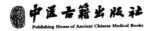

中医古籍出版社

Publishing House of Ancient Chinese Medical Books

图书在版编目（CIP）数据

一本书了解荨麻疹 / 李元文，蔡玲玲主编 . —北京：中医古籍出版社，2021.7（2024.11 重印）

ISBN 978-7-5152-2181-6

Ⅰ . ①一… Ⅱ . ①李… ②蔡… Ⅲ . ①荨麻疹－防治 Ⅳ . ① R758.24

中国版本图书馆 CIP 数据核字（2021）第 076968 号

一本书了解荨麻疹

李元文　蔡玲玲　主编

责任编辑	刘　婷
特约编辑	张　楚
封面设计	韩博玥
出版发行	中医古籍出版社
社　　址	北京市东城区东直门内南小街 16 号（100700）
电　　话	010-64089446（总编室）010-64002949（发行部）
网　　址	www.zhongyiguji.com.cn
印　　刷	北京市泰锐印刷有限责任公司
开　　本	880mm×1230mm　1/32
印　　张	6
字　　数	130 千字
版　　次	2021 年 7 月第 1 版　2024 年 11 月第 7 次印刷
书　　号	ISBN 978-7-5152-2181-6
定　　价	38.00 元

《一本书了解荨麻疹》编委会

主　编　李元文　蔡玲玲

副主编　聂　晶　蒋　静

编　委　王　莹　王家悦　计　广　邓宇童

　　　　任雪雯　李　雪　吴希玲　宋　雪

　　　　张丰川　林心然　林欢儿　周红梅

　　　　胡　博　聂　晶　郭丽媛　蒋　静

　　　　蒋丽媛　蔡亮亮

前　言

　　随着生活水平的提高，人们不仅仅满足于物质层面的丰富，更对精神层面有了进一步的追求，对医学科普知识的渴求越来越迫切，因此"让老百姓走近医学"便成了医务工作者的又一项使命。虽然"让老百姓走近医学"听起来很困难，也很像一句口号，但却是笔者写这本书的初衷。

　　这几年，有关健康、养生、自我保健的图书、节目及报刊等如雨后春笋般涌现。然而，百花争艳的背后也不免有一些让人忧虑之处——尽管其中有许多科学严谨又不失趣味性的科普读物，但是所谓的"大家之作""权威著作"等粗制滥造甚至伪科学等滥竽充数之作也充斥在图书市场之中。老百姓毕竟不是科班出身，在渴求学习医学知识的同时，也存在着医学知识匮乏、辨别真伪能力不够的问题。因此，要想将真实的、科学的、严谨的医学知识普及给老百姓，"让老百姓走近医学"，让老百姓放心地学习医学知识，作为临床一线的医务工作者，在临床工作之余，还需增加医学科普读物的创作。

　　荨麻疹是一种常见的过敏性皮肤病，中医文献称为"瘾疹""风疹块"等，因其发病突然，瘙痒剧烈，消退后不留痕迹，民间又称为"鬼风疙瘩"。据有关报道，10%～20%的人一生会出现一次以上的荨麻疹，可见其发病率之高。本病有轻有重，临床表现各不相同，致病原因也较为复杂。很多患者出现荨麻疹后除了不停地搔抓，常常不知所措，甚至害怕自己患了严重的疾病。

本书以帮助老百姓更好地认识荨麻疹、合理预防和治疗荨麻疹为宗旨。荨麻疹其实并不神秘，"鬼风疙瘩"也与"鬼"无关，它的发生发展和其他常见病一样有其病因病理，诊断和治疗也有规律可循。荨麻疹的临床症状以风团和瘙痒为主，依据病程的长短可以分为急性荨麻疹和慢性荨麻疹。笔者在临床工作中每天都会碰到大量受荨麻疹困扰的患者，有些患者的荨麻疹甚至影响到了工作、生活及人际交往，他们迫切地希望了解荨麻疹的相关知识，希望在积极配合医生治疗的同时，自己也了解一些可以帮助治疗荨麻疹的方法。笔者作为从医近40年的临床一线皮肤科医生，力图通过本书，用通俗的语言尽可能全面地回答患者关于荨麻疹的疑问，将更多实用的治疗方法介绍给众多荨麻疹患者，希望他们可以读得懂，读得有乐趣。

荨麻疹是一种难治性皮肤病，特别是一些特殊类型的荨麻疹，专业人员对相关知识也需不断地学习和探索，故此书中难免有不足之处，恳请广大读者批评指正。

李元文

2020 年 3 月

目　录

第二章　荨麻疹的常见病因
　　　　　——中西医认识各不同

第三章　慧眼识别荨麻疹
——荨麻疹的辨证与鉴别

第六章 荨麻疹的饮食调理
——改善荨麻疹体质从管住嘴开始

第七章　荨麻疹的日常生活调摄

——"医患配合，日常调理"是战胜荨麻疹的
制胜法宝

第八章　荨麻疹治疗经验荟萃

第一章
荨麻疹的定义
——了解荨麻疹从中西医定义开始

（一）西医学对荨麻疹的定义

1. 什么是荨麻疹

想知道什么是荨麻疹，要先了解荨麻。荨麻是一种多年生草本植物，茎高 60～100cm，茎叶上的蜇毛有毒，人及猪、羊、牛、马、禽、鼠等动物一旦碰上就如蜂蜇般疼痛难忍，皮肤接触其蜇毛后立刻出现刺激性皮炎，出现瘙痒、灼热、红肿等症状，是一种极容易引起皮肤炎症反应的植物。顾名思义，荨麻疹就是一种皮肤发生类似接触荨麻后出现的过敏反应。

从医学角度讲，荨麻疹主要是由于过敏导致皮肤、黏膜小血管扩张及通透性增加而出现的一种局限性水肿反应。通俗地讲，如果您皮肤上突然出现大小不等的风团，俗称"鬼风疙瘩"，特点是迅速消退，消退后不留任何痕迹，同时瘙痒剧烈，那么您就有可能是患了荨麻疹。那么小血管扩张、通透性增加又是什么表现呢？主要为恶心、呕吐、腹痛、腹泻、胸闷、气喘、呼吸困难、喉头水肿等消化道、呼吸道症状，少数严重者可发生窒息或休克，甚至危及生命。

荨麻疹十分常见，10%～20%的人一生中至少发生过一次，任何年龄均可发生，成年人多见，临床上可分为急性荨麻疹、慢性荨麻疹以及某些特殊类型的荨麻疹。荨麻疹的病因很多且复杂，约75%的患者找不到原因，尤其是慢性荨麻疹。

虽然说荨麻疹的致病原因多不清楚，但过敏反应仍是引起荨麻疹的主要因素，如食物中的蛋白、某些药物成分、花粉等吸入物等过敏原都是常见的致病因素。其他因素比如感染、物理因素、动物因素、植物因素、精神因素、遗传因素、内脏和全身性疾病等，也可引起荨麻疹。

2. 什么是急性荨麻疹

任何一种疾病均有急性经过和慢性经过。对荨麻疹而言，如起病迅急，皮肤突然出现大小不等的风团，色红或淡红，瘙痒剧烈，在短时间内迅速发展扩大，在半小时或数小时内又自然消退，消退后不留痕迹，但又有新的风团陆续发生，此起彼伏，一天可反复发作多次，或伴有呼吸道、消化道等症状，有时亦可伴有高热、寒战等全身症状，就是急性荨麻疹。急性荨麻疹往往持续1周可自然消退，发病与过敏有关，常于患者吃海鲜、饮啤酒后发病，一般可以通过做过敏原检查找到过敏原，但有时过敏原并不容易找到。如果患者出现急性荨麻疹，伴有畏寒、发热、咽痛等症状，一定要考虑是否与感染有关，通常需要检查一下血常规，看看白细胞是否升高。如急性荨麻疹持续发作，病程延长，甚至超过 6 周，就不是急性荨麻疹，而是转为慢性荨麻疹了。急性荨麻疹在各个年龄层均可发生，但以青年人多见。

3. 什么是慢性荨麻疹

所谓慢性荨麻疹就是指皮肤出现风团，且反复发作，病程超过 6 周。慢性荨麻疹症状可轻可重，有的全身泛发风团，有的只在特定时间如晚上或早上出现散在风团，但病程都较长，我们将 6 周作为急性和慢性荨麻疹的分界线。经过急性期机体与疾病的厮杀后，慢性荨麻疹表现得就比较缓和了，一般除皮肤风团瘙痒外，不伴有全身症状，或有轻微的全身症状如乏力、食欲不佳、腹泻或便秘等。慢性荨麻疹病程可以迁延几个月或者几年，有时也可以急性发作，表现类似于急性荨麻疹。

慢性荨麻疹的发病机制比较复杂，不仅与超敏反应密切相关，更涉及感染、肿瘤、自身免疫病等多种因素，有时候又仅仅作为其他疾病的一个症状出现，所以荨麻疹虽然常见，但不可轻视，患者还是应该积极治疗。如果荨麻疹反复发作，怎么治疗也不见效，就有必要做血常规、抗核抗体谱、血凝四项、肿瘤筛查、甲状腺功能及甲状腺抗体等检查，具体检查项目还是应该由医生判断、选择。

4. 什么是接触性荨麻疹

所谓接触性荨麻疹，根据名称即可判断，是接触某些物质后局部或全身出现荨麻疹的疾病。较常见的刺激物有水母、荨麻、毛虫、隐刺虫、刺毛虫以及某些化学物质。一般在接触后半个多小时后发生反应，首先接触部位出现红肿、风团或水疱，皮疹多在2小时内消退。皮损通常局限在接触部位，但也有全身泛发者。如果您不清楚对哪些物质接触过敏，可以做斑贴实验进行判断。避免再次接触此刺激物即可避免接触性荨麻疹的发生。

5. 什么是人工性荨麻疹

顾名思义，人工性荨麻疹就是皮肤在人工刺激下出现荨麻疹症状，又叫作皮肤划痕症。有的患者首先出现皮肤瘙痒，搔抓后皮肤出现条索状风团，但瘙痒不缓解。有的患者并没有瘙痒，但在挤压、碰撞等刺激下局部皮肤出现红肿、风团。这种风团出现后需要30分钟左右方可全部消退，其间还要避免刺激。在去医院找医生看病时，医生为了验证这种反应，常用曲别针等钝器划一下前臂皮肤，观察5～10分钟，观察划过皮肤的部位是否出现红肿、条索状风团，依据反应程度得出皮肤划痕反应（－）～（＋＋），有时医生在患者的皮肤上可以写出一个字来。人工性荨麻疹可持续数周、数月甚至数年，以慢性者较多见，病因一般不明，但病毒感染、抗生素应用或情绪变化可加重病情。少部分正常人也可出现轻度的皮肤划痕症，但一般不瘙痒。

6. 什么是迟发性压迫性荨麻疹

这是一种比较少见的荨麻疹，又叫压迫性荨麻疹。皮肤受压后4～8小时，在局部出现红色疼痛性水肿性斑块，通常为深在性水肿，累及皮肤的真皮及皮下组织，边界一般局限于受压迫部位。这种斑块状荨麻疹与血管神经性水肿症状较类似，都呈斑块状水肿反应，但这种荨麻疹是在压迫部位出现，如足底、臀部、手掌等处，而血管神经性水肿常发生于疏松组织部位，如口唇、前臂、腰腹部等处。迟发性压迫性荨麻疹皮疹一般持续 8～12 小时后消退，约半数患者可同时出现发热、多汗、头晕、乏力、恶心、气急、烦躁等全身症状。这样的患者一定要避免过度挤压，严重的挤压甚至会出现休克症状。

7. 什么是冷性荨麻疹

冷性荨麻疹又称寒冷性荨麻疹，是一种比较常见的荨麻疹，在北方冬季比较多见。若您的面部和手部等暴露部位在接触冷空气或冷水半小时至四小时后出现水肿和风团，那么您就有可能患了冷性荨麻疹。本病严重者可伴有手麻、唇麻、胸闷、心悸、腹痛、腹泻、晕厥甚至休克等症状，进食冷饮后也可引起口腔或喉头水肿。

临床上通常分为家族性和获得性两类。家族性冷性荨麻疹是一种常染色体显性遗传性疾病（遗传性疾病的一种），较少见，在出生后不久即发病，可终生反复发作。获得性冷性荨麻疹又分为原发性和继发性。原发者病因不明，一般不自觉就出现了对寒冷的敏感反应，多见于手指端、面部等暴露部位，冬季尤甚；继发性冷性荨麻疹是指这种荨麻疹继发于其他疾病，或其发病与某些疾病关系密切，如冷球蛋白血症、阵发性冷性血红蛋白尿症、多发性骨髓瘤、二期梅毒、传染性单核细胞增多症、肝炎等，这些疾病会影响患者的血管，特别是微血管对寒冷的敏感反应。在临床上，医生为了验证患者是否患有冷性荨麻疹，多用自来水冲洗患者手指观察患者对冷水的反应，这就是所谓的冷激发试验。

8. 什么是热性荨麻疹

与冷性荨麻疹相对，还有热性荨麻疹，但比较少见，顾名思义就是皮肤对热刺激产生反应。虽冷热有不同，但刺激后出现的皮肤反应是基本相同的。临床上分为局限性热性荨麻疹和延迟性家族性局限性热性荨麻疹。前者在局部受热（43℃以上）数分钟后可出现发红、肿胀发硬，有烧灼感、刺痛感，反复发生，甚者泛发全身，并伴乏力、潮红、多涎及虚脱，对热脱敏治疗通常敏感；后者往往在受热后 2 小时发生，风团边缘锐利，于 4～6 小时最明显，一般持续 12 小时，有家族遗传倾向，从儿时起即开始发病。

9. 什么是日光性荨麻疹

日光性荨麻疹指皮肤暴露于日光后很快出现瘙痒、红斑、风团等典型的荨麻疹表现，常出现在面部、胸前 V 字区、前臂等暴露部位，1～2 小时后消退，偶尔也可伴有较严重的血管性水肿，皮疹表现为巨大型荨麻疹，严重者可有畏寒、乏力、晕厥、痉挛性腹痛等表现，常见于 20～40 岁女性。多半由中波、长波紫外线、可见光或人造光引起，有时候在衣服遮盖部位也可能发疹。这种荨麻疹并不多见，但患者很痛苦，特别是在春夏季由于皮肤裸露部位逐渐增多，日光的接触很难避免，此时患者往往急于求医。出门穿长袖衣服、打遮阳伞等即可减轻或避免此类荨麻疹的发生。

10. 什么是水源性荨麻疹

这是一种比较少见的荨麻疹。在皮肤接触任意温度的水之后立即或几分钟内出现瘙痒，少数可出现风团，但风团一般较小，在 30 ~ 60 分钟内消退。这与接触冷水后出现的寒冷性荨麻疹不同，接触眼泪、唾液、汗液等体液后都可以发生。

11. 什么是胆碱能性荨麻疹

胆碱能性荨麻疹是比较常见的一种荨麻疹，又称为小丘疹性荨麻疹或全身性热性荨麻疹，多见于青年男女。由于运动、受热、情绪紧张、进食热饮或周围环境温度升高等因素引起，皮损通常表现为细小、高度瘙痒的风团或丘疹，周围绕以红斑，主要发生于躯干和面部，不累及掌跖部。皮损在 30 ~ 90 分钟内消退，有时发病后迅速凉爽身体也可使皮损消退。胆碱是一种神经介质，一般在神经兴奋时释放，而运动、紧张、激动往往是引起胆碱释放的诱因，胆碱的释放会引起肥大细胞释放组胺、脱颗粒，导致血管炎和水肿反应，这就是胆碱能性荨麻疹形成的基本原因。

12. 什么是运动性荨麻疹

运动性荨麻疹是指运动开始后 5 ~ 30 分钟出现瘙痒、风团等典型症状的荨麻疹，特别是在剧烈运动后表现更加明显，但单纯性运动性荨麻疹与胆碱能性荨麻疹还不是一回事。胆碱能性荨麻疹是由于运动、受热、精神紧张、进食热饮或酒精饮料等使胆碱能性神经发生冲动而释放乙酰胆碱。乙酰胆碱属于神经介质，每个人体内都有，只是有些人对其敏感，它本身不能引起荨麻疹，但是可以刺激嗜碱性粒细胞、肥大细胞释放组胺导致荨麻疹，典型的"我不杀伯仁，伯仁却因我而死"。而运动性荨麻疹病因并不明确，不是乙酰胆碱释放引起，它与体温升高的关系也不明确，若只是体温升高而不运动则不会出现，服用某些食物后会加重过敏症状。

13. 什么是肾上腺素能性荨麻疹

这种荨麻疹与胆碱能性荨麻疹类似，但导致其出现的介质不是胆碱，而是肾上腺素。肾上腺素是人体内原本就存在的激素，由肾上腺分泌的去甲肾上腺素转化而来，急救时也经常用到，可使心率加速、呼吸加快、血压升高。情绪激动、摄入咖啡或皮内注射肾上腺素时，体内肾上腺素水平升高，患者皮肤上会出现细小而伴有瘙痒的风团或斑丘疹，周围带或不带白晕。本病是由于对肾上腺素敏感所致，比较少见。

14. 什么是震荡性荨麻疹

机体震荡后产生的荨麻疹称为震荡性荨麻疹，常发生于长期处于职业性震荡的人身上，可能是一种常染色体显性遗传疾病，也可能是获得性的。人工性荨麻疹、压迫性荨麻疹和胆碱能性荨麻疹均可能发生在受震荡的患者身上。患者在震荡的工作后出现荨麻疹的症状就可以称为震荡性荨麻疹。

15. 什么是施尼茨勒（Schnitzler）综合征

施尼茨勒综合征是一种迟发获得性自身炎症综合征，临床上十分罕见，包括无瘙痒的风团、原因不明的发热、致残性骨痛、骨质增生、血沉增快和巨球蛋白血症等一系列综合临床表现。发病年龄一般为 29～77 岁，无性别差异，荨麻疹表现只是其中一个临床症状。

16. 什么是巨大型荨麻疹

巨大型荨麻疹又称为血管性水肿或血管神经性水肿，多发生在皮下组织疏松的地方，比如眼睑、口唇、包皮、大小阴唇、肢端、头皮、耳郭等部位。水肿处皮肤张紧发亮，边界不明显，呈淡红色或苍白色，质地柔软，通常按压后可出现凹陷，肿胀约 2～3 天消退，部分可持久存在，消退后不留痕迹。通常情况下，皮肤还会伴发风团，一般不觉得瘙痒或轻度瘙痒，或伴有麻木感。当喉头黏膜发生水肿时，可出现气闷、喉部不适、声嘶、呼吸困难，甚至会引起窒息，一般不伴有全身症状。出现巨大型荨麻疹的患者要特别小心皮疹发生的部位、可疑原因等，必要时随身携带急救药物，如激素、抗组胺药等，一旦出现问题及时服药，严重者就近就医。

17. 什么是遗传性家族性荨麻疹综合征

遗传性家族性荨麻疹综合征是一种较少见的综合征，患者有荨麻疹的家族病史，临床表现类似胆碱能性荨麻疹或血管神经性水肿。由于病程长、经常搔抓等原因导致皮损以后可发展为皮肤淀粉样变，表现为四肢皮肤肥厚，有褐色均匀一致的小丘疹。同时患者常伴有肢痛不适、发热等症状，实验室检查可出现血清球蛋白增高、白细胞增多、血沉快等。

18. 什么是大疱性荨麻疹

大疱性荨麻疹是指某些慢性荨麻疹患者皮肤长期反复出现的风团，该处真皮乳头长时间水肿致空隙产生，而形成水疱、大疱，好发于四肢伸侧远端。临床最开始表现为风团，几小时后变成水疱、大疱，呈蚕豆或指甲大小，疱壁紧张，内容物清澈，若未继发感染，则水疱周围没有炎症，出现水疱同时该处瘙痒往往减退或消失。当出现毛细血管中红细胞外渗时，疱液色红，则称之为血性荨麻疹，这种荨麻疹也比较少见。

19. 什么是自身免疫性荨麻疹

自身免疫性荨麻疹是慢性荨麻疹的一种，有遗传倾向，其主要表现为风团发作较频繁、持续时间长、瘙痒较剧、抗组胺类药物治疗效果不理想。

外来的大分子物质进入人体后，很有可能被当作是抗原，像是敌人。机体为了保卫家园就会激活免疫系统，制造一些武器消灭敌人，部分武器即为抗体。但是有些人对敌人的分辨度不那么准确，会把国家内的平民当作是敌人，机体同样会制造武器，这些抗体称为自身抗体。不管是自身抗体还是抗体，都归为免疫球蛋白这一大类中，免疫球蛋白又可分为 IgA、IgG、IgM、IgE 五种，每一种对应一种受体。引起自身免疫性荨麻疹的多为自身抗体与 IgE 受体结合，刺激了肥大细胞、嗜碱性粒细胞，最终形成荨麻疹。自身免疫性荨麻疹需接受免疫球蛋白、甲状腺功能及抗体、抗核抗体谱等检查。

（二）中医学对荨麻疹的定义

1. 中医古籍中对荨麻疹的命名

在中医古籍中，荨麻疹的病名有很多，各个典籍里面名字均有差异，但一般以病因和症状为命名依据。如经典医籍《黄帝内经》称之为"隐轸"；成书于秦汉时期，我国最早的中药学专著《神农本草经》称之为"瘾疹"；隋代巢元方所著《诸病源候论》中则不止有一个名字，包括"隐轸""隐胗""赤疹""白疹"等；明代薛己《外科枢要》称为"赤白游风"；清代祁坤的《外科大成》中称之为"游风"；清代许克昌、毕法的《外科证治全书》，吴谦的《医宗金鉴》中称之为"鬼饭疙瘩""风乘疙瘩"；清代何梦瑶在《医碥》中称之为"风疙瘩"。虽然不同的历史时期有着不同的命名，但是大多不离"疹""风""隐"几种，在查阅古代文献中关于荨麻疹的记录时，要知道各个朝代、不同古籍有不同的命名。

2.《黄帝内经》对荨麻疹的描述

《黄帝内经》是我国现存最早的中医理论著作，成书于战国至秦汉时期，相传是上古时期黄帝与诸位大臣对医学讨论的记述，但实际上是古代众多医家、医学理论家假借轩辕黄帝之名合作而成，是对战国之前许多医学理论的总结，是劳动人民长期与疾病斗争的经验总结。

《黄帝内经》的著成是中医由经验医学升入到理论医学的里程碑，它总结了战国之前的医学经验，并为以后的中医学发展提供了理论指导。在各个方面都为中医学奠定了理论基础，对后世医家产生深远影响。

全书分为《素问》《灵枢》两部分，其主要内容包括整体观念、阴阳五行、藏象经络、病因病机、诊法治则、预防养生和运气学说等，其中《素问》重点论述了脏腑、经络、病因病机、病证、诊法、治疗原则以及针灸等内容，《灵枢》除了论述脏腑功能、病因、病机之外，还重点阐述了经络腧穴、针具、刺法、治疗原则等。

《黄帝内经》中有关于荨麻疹最早的论述，如《素问·四时刺逆从论》记载："少阴有余，病皮痹隐轸。""轸"，通"疹"。意思就是说少阴之气有余，可以发生皮痹和隐疹，少阴分为手少阴心经和足少阴肾经。

3.《诸病源候论》关于荨麻疹的论述

《诸病源候论》成书于隋代，由巢元方等医家撰写，是我国现存最早的论述以内科为主的临床各科诸病证候及其病因病机专著。该书总结了隋之前的医学成就，对临床各科病证进行了搜集、询证、整理、编撰并系统分类，主要叙述了各种疾病的病因、病理、证候等，是集隋前的病候之大成，是一部内容丰富、系统完善的病因病理学专著，所介绍疾病范围极为广泛，包括内、外、妇、儿、眼、鼻、耳、齿、皮肤等科，其中关于内科疾病的记载尤为详细。此书不仅将当时的医学水平提升到一个新的高度，也对后世医家产生深远影响，至今仍被广大医家借鉴。

《诸病源候论》中对荨麻疹的病因病机作了详细描述，如《风诸病下·风瘙隐疹生疮候》云："人皮肤虚，为风邪所折，则起隐疹。热多则色赤，风多则色白，甚者痒痛，搔之则成疮。"《风诸病下·风瘙痒候》记载："此由游风在于皮肤，遇寒则身体疼痛，遇热则瘙痒。"认为风邪与荨麻疹的发病关系最为密切，多因营卫不和，或阳气不足，卫外不固，复感六淫之风邪，常挟寒、热、湿之邪侵袭肌表，相搏结而成。热邪偏盛，则皮疹色红，风邪偏盛，则皮疹色白，风邪夹寒则疼痛，夹热则瘙痒。这与目前中医的认识基本一致，可以说《诸病源候论》奠定了中医的荨麻疹病因病机的认识基础。

4."风瘙瘾疹"——中医里荨麻疹的常用名称

在《诸病源候论》《神农本草经》《丹溪心法》等众多古籍中常用"风瘙瘾疹"来命名荨麻疹。"风"是指荨麻疹与风邪关系密切，风为六淫之首，百病之长，可单独或夹其他邪气侵袭人体，导致荨麻疹发生，又因风性善动数变，与风团时而在一个部位出现，时而移动到其他部位出现的特点相似；"瘙"即瘙痒，是荨麻疹的主要特点，也是让患者最为痛苦的地方；"瘾"即隐，指风团时隐时现，发病迅速，消退也迅速，就像隐藏在身边的"刺客"，不时出来刺痒患者；"疹"是指其皮损形状特点。简简单单四个字概括了荨麻疹的病因、特点、主要症状、皮损，能让患者牢牢记住它，故中医里常用其来命名荨麻疹。

5. 中医学对荨麻疹的认识

中医认为荨麻疹的主要病因病机为禀赋不耐，腠理失密，外感六淫之邪，以风邪为首，夹寒、热、湿邪，或饮食失节，过食辛辣、膏粱厚味之品，致脾胃不和，湿热困脾，化热动风，或卫外不固，汗出当风，或外邪久郁化热伤及阴液，或平素体弱，气血不足，加之风邪外袭，郁于皮毛肌腠之间，以致内不得疏泄外不得透达，正邪相搏而发疹，或者情志不畅，气血失和，风邪内伏。临床特点是皮肤忽然出现赤红或苍白风团，时隐时现，剧烈瘙痒。

第二章

荨麻疹的常见病因

——中西医认识各不同

（一）荨麻疹症状各异的玄机

1. 为什么荨麻疹缠绵难愈

有些荨麻疹就像夏天的蚊子一样讨厌，总是围绕在你的周边，虽然不会引起严重的后果，但是挥之不去，不胜其烦。慢性荨麻疹就是这样，反反复复发作，但是绝大部分患者又找不到发病原因。长久以来人们对荨麻疹的发病机制进行了许多探索性实验及观察，发现引起荨麻疹的原因可分为免疫性及非免疫性两种不同的机制。免疫性机制，即人体体内产生特异性的抗体，与肥大细胞结合，释放组胺等物质，引起荨麻疹。非免疫性机制，即通过某些不明机制，刺激肥大细胞脱颗粒，引起荨麻疹。

简单来讲，过敏现象即人体内产生的特定痕迹，这些痕迹来源于与人体接触的某种信息。一旦人们体内产生了这些痕迹，它就被保留下来并处于休眠状态，当再次遇到使痕迹产生的信息或与特定信息类似的信息时，这些痕迹就被激活，进而引起荨麻疹。

2. 为什么荨麻疹来也匆匆、去也匆匆

荨麻疹常常表现为你不知道什么时候身上就红了一片，什么时候红肿的皮肤又恢复正常，除了因为瘙痒而遗留的搔抓痕迹，你几乎不能发现皮肤曾经发生过什么变化，如同小偷一般，悄悄地潜入你的家中，又悄悄地消失，除了被翻得凌乱的家，什么也没有留下。

那么荨麻疹是如何表现的如同忍者一般来无影去无踪呢？荨麻疹皮肤红肿，伴发风团，主要是由于肥大细胞的作用。过敏原刺激肥大细胞，使其活化，释放组胺，合成细胞因子、炎症介质等，导致血管直径扩大、血管通透性升高，炎症介质外渗于血管周围组织，真皮水肿，引发荨麻疹。服用抗组胺药物或肥大细胞脱颗粒作用结束，则血管恢复至正常大小，通透性也降低，真皮水肿明显减轻，则荨麻疹的风团、红斑等症状明显好转，毫无痕迹。

3. 为什么荨麻疹严重时会出现休克

门诊上也会碰见一些"粗线条"的患者，觉得不就是过敏么，有什么值得注意的，反正最多也就是皮肤痒痒一下，起风团的时候皮肤肿了点，丑了点，又不会有什么危险，怕什么！这里不得不严肃地回答一下这个问题，严重的荨麻疹是会引起休克，

甚至危及生命的。

研究发现引起荨麻疹的罪魁祸首是肥大细胞，它广泛分布于呼吸道、胃肠道、泌尿生殖道的黏膜上皮及皮肤下结缔组织内血管周围。致敏原刺激肥大细胞，分布于呼吸道的肥大细胞活化后，则会引起血管扩张、血管通透性升高，组胺、细胞因子、白三烯等被释放，还会使患者出现喉头水肿、呼吸困难。由神经递质、神经肽受体、神经激素等引起的荨麻疹，可因神经作用导致心脏骤停。

这个解释是否太过深奥，无法理解？那么我们来举一个实例。1995 年发生了一件令许多歌迷无法接受的事情——42 岁的邓丽君在泰国旅游时猝死，死亡原因是哮喘引发的心脏骤停。不知您的身边是否有哮喘患者，您是否看到过他们哮喘发作时的场景。引起哮喘的原因是过敏反应导致的气管痉挛，发作时的表现是呼吸困难，若不及时用药，将会窒息而死。荨麻疹患者严重时表现类似于哮喘，也可引起休克，患者应予以重视。

4. 为什么荨麻疹会导致全身不适

很多人对荨麻疹的症状并不了解，以为只是一种常见的皮肤病，但事实并非如此，当荨麻疹急性发作，病情严重时，不仅累及皮肤，也会累及其他器官或系统。笔者小时候也患过荨麻疹，虽然没有引起休克等严重的后果，但也确实难受了好一阵子，当时不仅身上各个部位都起了红色风团，而且还伴有腹泻等症状。

上一个问题中提到过，肥大细胞不仅分布于皮肤下结缔组织内血管周围，还广泛分布于呼吸道、胃肠道、泌尿生殖道的黏膜上皮，所以急性荨麻疹可累及呼吸道和肠胃道。累及呼吸道则舌、咽喉处会因水肿而出现声音嘶哑、呼吸、吞咽困难；累及胃肠道，可表现为恶心呕吐，也有的人会出现酒醉样表现或腹痛、腹泻等胃肠炎症状。

5. 为什么荨麻疹患者皮肤被划后有隆起的划痕

有的荨麻疹患者会无缘由地感到皮肤发痒，但不见风疹块，当皮肤被指甲或其他钝物划过后，划痕处先出现一道红斑，随即红斑水肿，高出皮肤形成红色风团，并在风团的边缘出现红晕，其形状很像皮肤被抽打后留下的痕迹，称为皮肤划痕症，症状严重的患者甚至在口唇被牙齿咬过后会出现口唇肿胀的表现。

那么这些隆起的划痕是如何产生的呢？划痕出现的原因为皮肤受外界物理性刺激后发生变态反应，使肥大细胞释放出组织胺类、细胞因子、趋化因子等生物活性物质，引起皮肤毛细血管扩张，通透性升高，使血浆、组织液渗透到真皮层并产生水肿。

6. 为什么荨麻疹患者皮肤瘙痒剧烈

目前研究认为瘙痒、疼痛是通过共同的神经通路传导的，因此瘙痒的发生和疼痛一样，是表皮真皮交界处的游离神经末梢受到刺激，通过传入和传出神经反射与大脑发生联系。就好比打电话，在皮肤上的神经末梢上加以刺激就像是拨号，神经通路是电话线一样的传导线路，将信息传递给接电话的人也就是大脑，接电话的人接收到信息并有所反馈，就是大脑产生疼痛瘙痒感觉的过程，这样就完成了一次反射过程。无论刺激为外源性的、内源性的、反应性的或是反射性的，在瘙痒范围内的刺激均可诱导出瘙痒的感觉。

瘙痒还与许多因素有关：①由活化的肥大细胞释放的组胺可以引起瘙痒；②缓激肽也是产生瘙痒和风团的介质；③皮肤炎症细胞与花生四烯酸代谢产物有关，其中包括前列腺素，研究发现前列腺素本身不能引起瘙痒，但可降低皮肤对组胺所致瘙痒的阈值，即加强皮肤的敏感性，从而使瘙痒加重。除此之外，环境和局部因素都能直接影响皮肤对瘙痒刺激的敏感性，如皮肤温度轻度增高，瘙痒的感觉就随之增加。还有精神因素如情绪不稳定，饮食因素如过食辛辣，饮酒、咖啡等，均可引起皮肤瘙痒。总之引起瘙痒的机制较为复杂，明确的机理仍不十分清楚。

（二）西医学对荨麻疹病因的认识

1. 荨麻疹的发病机制是什么

自 16 世纪起，人们就对荨麻疹的病因和发病机制不断地进行猜想，认为荨麻疹与免疫系统、自然环境、月经周期、接触有毒物品、感染等因素有关，并产生了各种假说。随着科学技术的发展、研究的深入，越来越多的证据显示荨麻疹风团的形成与肥大细胞活化密不可分。

人体是由细胞构成的，有些细胞（骨细胞）聚集在一起，变成骨骼，支撑人体的重量，有些细胞（白细胞）可以随血液流动，消除机体中的"异类"，保卫机体。肥大细胞是人体庞大的细胞团队中的一员，广泛分布于呼吸道、胃肠道、泌尿生殖道的黏膜上皮和皮肤下结缔组织内的血管周围。肥大细胞是单一核的，呈卵圆形或圆形的细胞，因细胞质中存在可染成蓝紫色的颗粒而区别于其他细胞。肥大细胞活化、脱颗粒，释放组胺，或合成细胞因子和炎症介质等，最终引起血管扩张、血管通透性增加，导致真皮水肿，引发荨麻疹。

活化后的肥大细胞通过不同的酶通道，引发三类代谢产物。一为脱颗粒，立即释放组胺，或释放肿瘤坏死因子 $-\alpha$、5- 羟色胺、蛋白酶等介质，在数分钟内使真皮血管扩张、血浆外渗，直接或间接引起风团。二是活化后 6~24 小时产生细胞因子、化学趋化因子（IL-3、IL-4、IL-5、IL-6、IL-8、IL-9、IL-13）、转移生长因子 $-\beta$、集落刺激因子、干细胞因子、干扰素诱导蛋白 -10、巨噬细胞炎症蛋白 -1α 及单核细胞化学趋化蛋白 -1 等，募集嗜酸性粒细胞回流至真皮，产生迟发相过敏反应，引起皮肤炎症。三是肥大细胞活化后，通过脂氧合酶、环氧合酶，产生花生四烯酸，合成白三烯、前列腺素。白三烯 B4 有较强的趋化作用，早期选择性募集白细胞，使疾病慢性化。

活化肥大细胞的机制可以分为免疫性和非免疫性，详情会在之后的问题中说明。

2. 与免疫有关的荨麻疹分为哪几型

与免疫有关的荨麻疹可以分为以下 4 型。

Ⅰ 型荨麻疹：即 IgE 介导的荨麻疹。免疫球蛋白 IgE 属于抗体的一种，存在于血清和细胞外液中，是含量最低的免疫球蛋白。IgE 主要由呼吸道、消化道黏膜中的 B 细胞合成，为过敏反应的介导因素。患者体内产生的特异性 IgE 与肥大细胞表面的 IgE 受体结合，活化肥大细胞，此型荨麻疹常伴有呼吸道及胃肠道症状。

Ⅱ 型荨麻疹：即 IgG 介导的荨麻疹。免疫球蛋白 IgG 属于抗体的一种，存在于血清和细胞外液中，是正常人血清中含量最高的免疫球蛋白。患者体内存在抗 IgE 的 IgG 抗体、抗 Fc ε RI 受体的 IgG 抗体，活化肥大细胞，释放组胺等介质。

Ⅲ 型荨麻疹：即免疫复合物介导的荨麻疹。免疫复合物与肥大细胞或嗜碱性细胞上的 IgFc 受体结合，活化肥大细胞。

Ⅳ 型荨麻疹：即 T 细胞介导荨麻疹。某些临床观察发现荨麻疹病理组织中血管周围可见 $CD4^+$ 的 Th1、Th2 类细胞浸润。实验研究选择人肥大细胞株 −1 与活化的 T 细胞共培养，可诱导产生组胺、β − 氨基己糖苷酶、肿瘤坏死因子 − α 的产生，说明 T 细胞可以活化肥大细胞。

3. 非免疫性病因如何引起荨麻疹

非免疫性病因即除免疫因素外的其他因素，如物理因素直接作用，或某些物质刺激肥大细胞，引起荨麻疹。物理因素包括冷、热、水、紫外线、压力、震动、运动。刺激肥大细胞的物质包括外源化学物质（食品添加剂、药物、环境污染物、日用品添加剂）、有关自然免疫的膜受体等。

4. 引起急性荨麻疹的原因是什么

急性荨麻疹是皮肤科医生最常见的急性疾病。根据大量的临床观察结合文献报道可以发现，最常见的引起急性荨麻疹的因素为吸入物，较常见的因素为药物、感染及物理因素，以上四种因素占急性荨麻疹发病原因的3/4，让人遗憾的是有近1/4的急性荨麻疹发病原因目前并不明确。

成年人、青少年、儿童三类人群的急性荨麻疹的发病原因有很大差异。引起青少年、儿童急性荨麻疹的常见原因为感染、吸入物、药物；引起成人急性荨麻疹的常见原因为吸入物、药物、物理因素。所以青少年因急性荨麻疹前来就诊时，皮肤科医生首先想到的发病原因是感染，而成人急性荨麻疹则首先考虑吸入性过敏原为发病原因。

5. 什么导致了慢性荨麻疹

慢性荨麻疹不同于急性荨麻疹，它以病程长、易反复为特点，所以慢性荨麻疹病因十分复杂，以目前的科技水平来讲还不能明确慢性荨麻疹的发病原因。与近1/4的急性荨麻疹患者病因不明相较，约1/2的慢性荨麻疹患者发病无明显诱因，仅有少数慢性荨麻疹患者发病与物理性刺激、精神因素、工作压力、食物和药物等相关。

6. 哪些原因导致了儿童荨麻疹

儿童是家长的心头肉，是一家的中心，如果孩子生病了，不只是爸爸妈妈，连爷爷奶奶、姥姥姥爷也会跟着着急。宝宝如果患有荨麻疹则会因瘙痒而哭闹，晚上也睡不好。家长朋友都知道，儿童的睡眠对其生长发育甚至是智力发育有着至关重要的影响，所以了解儿童荨麻疹发生的病因就显得尤为重要。根据长年的临床经验，儿童患荨麻疹多与感染、食物、药物有关。

引起儿童急性荨麻疹最常见的发病原因为感染，包括上呼吸道感染、扁桃体炎、龋齿、疖病、念珠菌引起的皮炎、肠道寄生虫等。儿童发病前可有流鼻涕、咳嗽、咳痰、咽痛、喜食冷饮、饮水多、牙痛、腹泻，身上伴有红色坚硬的丘疹，或伴有发热等表现。此时查血常规多见异常，如白细胞升高、中性粒细胞升高等。

儿童急性荨麻疹反复发作、持续较长时间则可变为慢性荨麻疹。部分患有慢性荨麻疹的宝宝不足一岁时就伴有湿疹、皮炎等疾病，约有1/3荨麻疹患儿的父母是过敏体质，这些爸爸妈妈们自身就有荨麻疹、过敏性皮炎、湿疹等过敏性疾病。我们对这些儿童进行过敏原检查，发现食物类过敏原及吸入类过敏原均为儿童慢性荨麻疹的常见过敏原。

7. 吃哪些食物可能导致荨麻疹

衣、食、住、行均和我们老百姓息息相关。尤其是食，一天三顿饭，少了任何一顿都会难受，但是某些"讨厌"的食物会使部分人出现荨麻疹。

生活中一些常见的食物也可能变成"致命毒药",例如大家每天都吃的鸡蛋和牛奶就是最常见的过敏原。对于过敏的人而言,"高敏"食物被食用数分钟至数小时后就会在人体中"捣乱",引起皮肤瘙痒、红肿,"余威"可持续数小时至数天不等。

下面详细地介绍一些容易使人过敏的食物:海鲜类,肉类食品如鸡肉、鸭肉、鹅肉、猪肉、牛肉、马肉、狗肉、兔肉等,蔬菜类包括竹笋、蒜苗、菠菜、茄子、西红柿等,水果类有柠檬、芒果、李子、杏、草莓等,酒类如果酒、葡萄酒、黄酒、白酒等,其他种类如鸡蛋、牛奶、巧克力、干酪等。另外零食中的食物添加剂更是让人防不胜防,包括防腐剂、调味品和色素,均可引起荨麻疹。

8. 什么是血清病

给大家介绍一个概念:血清病。血清病是指某些药物进入人体后引起的疾病,亦称血清样反应。

各位患者朋友注意了,如果您在用药后1～2周发生过敏,那么您就要小心自己是不是患了血清病。如果您过去曾用过这类药物,则过敏类症状可在1～2天甚至数分钟内发生。血清病的过敏类症状发生的程度与用药途径(口服、注射、外用)、注射剂量等因素有关。

9. 哪些药物可能导致荨麻疹

生、老、病、死是自然规律,没有谁能保证一辈子不生病。

生病自然要吃药，但是药物可以治病，也可能带来不良反应。

比如阿司匹林是最常见的可引起荨麻疹的药物。如果您因为吃药而引起荨麻疹，也不必太过担心，一般持续4～5天，过了这段日子荨麻疹会自愈。各种药物所致的荨麻疹表现也是多种多样的，当您再次服用或接触这些药物后，表现的也会比之前更严重。

青霉素、磺胺药等引起的荨麻疹首先出现在肌内注射部位的周围，引起前文提到的血清病，类似的药物还有布洛芬、胰岛素、氢氯噻嗪、硫脲嘧啶、苯妥英、链霉素、四环素、盐酸米诺环素、诺氟沙星、利福平、抗狂犬病疫苗血清、精制破伤风抗毒素、破伤风类毒素混合制剂、人血丙种球蛋白。另外，阿托品、多黏菌素、吗啡、奎宁、可待因等药物也可以让您的皮肤瘙痒，产生风团。

10. 病毒感染可以引起荨麻疹吗

一般医生口中说的感染可以大致分为病毒感染、细菌感染、真菌感染，其中某些病毒感染可以引起荨麻疹。中国是病毒性肝炎高发国家，研究调查表明甲肝病毒、乙肝病毒及丙肝病毒不仅可以引起病毒性肝炎，还可以引起荨麻疹。除肝炎病毒这几种常见的病毒感染，柯萨奇病毒感染、传染性单核细胞增多症、人类免疫缺陷病毒感染也可引起荨麻疹。做血常规检查可见白细胞值正常或下降，淋巴细胞可增多。

11. 细菌感染可以引起荨麻疹吗

细菌结构简单、形体微小，但是在自然界中无处不在，而且数量繁多。细菌对人类来说有好有坏，有些细菌可以和人类和平共处，但是有些细菌感染后则可引起荨麻疹等疾病。

很早之前我们就发现了部分荨麻疹与细菌感染的炎症相关，其中包括鼻窦炎、鼻炎、上颌窦炎、急性扁桃体炎、咽炎、牙周脓肿、胆囊炎、阑尾炎、尿道炎等，尤以牙龈炎最为高发。最常见的应该就是金黄色葡萄球菌感染引起的荨麻疹，另外幽门螺杆菌虽然不能直接引起荨麻疹，但是幽门螺杆菌可以间接产生自身抗体，诱发慢性荨麻疹。

12. 真菌感染可以引起荨麻疹吗

真菌感染也可以引起荨麻疹。真菌虽然是微生物，但是个头大、生命力顽强，可以在自然界中存活较长时间。

老百姓最常见的真菌就是蕈类、霉菌和酵母，蕈类就是人们平常吃的蘑菇类。孢子类似种子，可随风飘散，吸入真菌孢子后部分人群可患荨麻疹。曾有医生检测慢性荨麻疹患者血清，发现近一半血清中含有抗某些真菌的特异性 IgE 抗体，说明这类患者得荨麻疹与真菌感染有关系。

13. 寄生虫可以引起荨麻疹吗

寄生虫多寄生在其他生物内，大部分人都曾被寄生虫感染过，俗话讲就是肚子里"长虫"了，老百姓们最熟悉的寄生虫应该就是蛔虫。寄生虫感染不仅会让人肚子疼、消瘦、发育迟缓，还可以引起荨麻疹。可以引起荨麻疹的寄生虫包含以下几种：疟原虫、蛔虫、钩虫、阴道毛滴虫、阿米巴原虫、旋毛虫、华支睾吸虫、蓝氏贾第鞭毛虫、丝虫、类圆线虫。

最常伴有荨麻疹的寄生虫病是胃异尖线虫病。大家对于胃异尖线虫可能不太熟悉，在这里给大家进行一下介绍：异尖线虫成虫主要寄生于海洋动物中，比如鳕鱼、无鳍鳕、沙丁鱼、金枪鱼、乌贼等。这些都是人们经常食用的鱼种，如果您未经加热或加热时间短暂就食用了上面提到的这些鱼类，经过 4～5 小时，您的皮肤上就可能出现荨麻疹，严重的患者还会出现腹痛、恶心、呕吐等。

寄生虫虽然可怕，但是也很脆弱，就拿异尖线虫幼虫来说，60℃以上加热 10 分钟或 −20℃以下冷冻 24 小时就会死亡。所以大家不要嫌麻烦或者是只追求口感而生食鱼类，而且将它们加热后再食用不仅可以杀死寄生虫，连有害的细菌都可以被消灭。

14. 遇冷可以引起荨麻疹吗

个人体质不一，有人怕热、有人怕冷，有些患者不仅怕冷，遇冷空气、身处寒冷环境或接触冷水时还可能引起荨麻疹，我们将其称为冷性荨麻疹。冷性荨麻疹又分为获得性冷性荨麻疹及家族性冷性荨麻疹，这两种荨麻疹大家或许会觉得很陌生，太过专业。没关系，下面会慢慢解释。

前面提到，获得性冷性荨麻疹包括原发性及继发性两种类型。原发性获得性冷性荨麻疹通常找不到原因，不管是儿童、年轻人还是老人均有可能得病。很多患者冬天发作频繁，表现为接触冷水或离开温暖的屋子后几分钟内皮肤上就会红一片，最先出现在接触冷水或暴露于冷空气的部位，如头面、手部，有些荨麻疹也可能在全身都能见到。有些人认为不就是皮肤红一片嘛，也不当回事，可是游泳或淋雨后可能出现头痛、皮肤发红、低血压，严重者会不省人事，甚至危及性命，所以大家万不可小瞧此病。继发性获得性冷性荨麻疹就是继发于其他疾病的，可以寻求原因，如梅毒、病毒性肝炎、结缔组织病、骨髓恶性肿瘤、冷球蛋白血症、冷溶血素症、冷纤维蛋白原血症、巨球蛋白血症及传染性单核细胞增多症等疾病。对于继发性的类型，积极治疗原发病就可以缓解荨麻疹的症状了。

家族性冷性荨麻疹临床所见也不多，是一种常染色体显性遗传病。常染色体显性遗传病是什么呢？简单来讲如果父母双方有一方患有这个病，那么他们的孩子就有一半的概率会得。这类患者比较痛苦，从婴儿时期就开始发病，而且荨麻疹会伴随终生。通常受冷后半小时至 4 小时就会引起荨麻疹，与其他类型荨麻疹不同的是，此类荨麻疹不伴有瘙痒。有些患者的风团表现为中心青紫色，绕以苍白外圈，症状可以持续一至两天不等。

15. 天气炎热可以引起荨麻疹吗

不同于有些慢性荨麻疹患者症状冬重夏轻，此类患者的慢性荨麻疹表现为夏天严重。如果您的荨麻疹夏天严重，那么您就要仔细阅读这部分内容了。天气炎热时可能出现胆碱能性荨麻疹及热性荨麻疹。

　　说起胆碱能性荨麻疹要先知道乙酰胆碱。人们的神经系统就像交通网络一样，需要不同的"道路"相互连接，才能传递各种信息，而乙酰胆碱就像"货车"，承载着运输信息的功能。可是这些"货车"不只有运输的作用，还有可能追尾引起"事故"——乙酰胆碱可以使嗜碱性粒细胞及肥大细胞释放组胺，引起荨麻疹。人们运动、食用热的食物、饮用热饮、情绪激动或出汗后，使得人体这个工厂过于兴奋，释放出了过多的乙酰胆碱。胆碱能性荨麻疹就是人体制造了太多的"货车"，造成了"交通拥堵"，引起的"事故"。胆碱能性荨麻疹的特点是患者只感觉瘙痒，而无风团。但是有些患者全身除手掌、脚掌外，其他部位都会出现产生绿豆大小的疙瘩，周围还有一圈红晕，持续半小时至数小时不等。严重患者可伴有头痛、头晕、出汗、流口水、恶心、呕吐、腹痛、腹泻等全身症状。胆碱能性荨麻疹可反复发作数月或数年，亦有自行缓解者，此类荨麻疹运用中药治疗效果不理想。

　　热性荨麻疹分为局限性热性荨麻疹及延迟性家族性局限性热性荨麻疹。局限性热荨麻疹的多数患者接触热水几分钟后皮肤出现发红、肿胀，有些患者觉得有灼热、刺痛感，反复发作。只有少数患者全身皮肤发红、肿胀，严重者可伴有乏力、皮肤潮红和虚脱。延迟性家族性局限性热性荨麻疹我们临床也少见，此类患者在幼儿时期开始出现荨麻疹，受热2小时后局部皮肤发红、肿胀，边缘清晰，5小时左右红肿明显、边缘锐利，持续12小时。

16. 日晒可以引起荨麻疹吗

很多患者不明白，为什么在阳光下待几分钟，身上就起荨麻疹了，而且常常是哪个地方被晒，哪个地方皮肤瘙痒。如果您真的出现这种情况，那么您有可能是患有日光性荨麻疹了。

日常性荨麻疹不仅表现为日晒后暴露处皮肤瘙痒，还伴有红色的风团，这种症状大概持续几个小时，在阴凉处就会有所好转。发作时，部分患者还可能有疲劳、怕冷、肚子疼的表现，更甚者出现晕厥，不过这些症状随着身上的风团消退会有所缓解。比较敏感的患者在屋子里被阳光照射到也可发病。

有些人会觉得，我夏天穿着长袖呢，也没直接被太阳晒到，为什么还会得日光性荨麻疹呢？其实光波分为长波和短波，部分患者对长波紫外线光敏感，如果衣服较薄，长波紫外线仍可穿透衣服引起荨麻疹。此类患者夏季可通过打遮阳伞、涂抹防晒霜预防日光性荨麻疹。

17. 按压为什么会引起荨麻疹

有些人戏称自己是"瓷娃娃"，因为和别人打闹时皮肤特别容易红肿。这是为什么呢？压力属于物理性刺激，这个刺激可以使局部皮肤内的肥大细胞活化。肥大细胞对于荨麻疹患者来说是"痛苦之源"，因为它的脱颗粒，释放组胺，才引起皮肤瘙痒，产生风团。临床上按压引起的荨麻疹包括人工性荨麻疹和延迟性压力性荨麻疹。

人工性荨麻疹是个什么概念呢？就好比我们闹着玩，你打了我胳膊一下，没过多久我胳膊上就出现了一个红手印，你的掌型就印在了我的胳膊上。其实你也没用多大的力气，可我胳膊就是肿了，不过一会儿也能消下去，这个就是人工性荨麻疹。这类荨麻疹任何年纪都可以得，患者对外部较弱的机械性刺激敏感，可出现生理性反应增强，就拿我刚刚举的例子来讲，你稍稍用力打了我，我的皮肤就会肿起来。此类患者腰带过紧或穿紧口袜子均会引起荨麻疹，所以风团多在腰部、脚腕处。

那什么是延迟性压力性荨麻疹呢？再举一个闹着玩的例子，这次你要是想印个红手印，要在我胳膊上按五个多小时，我的胳膊才会肿。不只肿，我还会觉得胳膊里面疼，不是皮肤表面疼。这种荨麻疹后遗症也会比人工性荨麻疹长久，通常持续十小时左右。延迟性压力性荨麻疹发作时可伴有头痛、寒战、发热、关节痛、全身不适的表现，检查血常规示白细胞增多。特别严重的患者按压后会出现一大片淡红色或苍白色的肿胀，皮肤看上去紧绷、发亮，边界不明显，摸上去柔软，按压不会凹陷。好发于手掌、脚掌或臀部这些长时间受压部位，通常长时间走路后或久坐后发作，也可受压后第二天发作。延迟性压力性荨麻疹发病原因不明，可能与遗传有关。

18. 搔抓为什么会引起荨麻疹

搔抓和按压一样属于物理性刺激，可以活化肥大细胞，引起瘙痒。临床上搔抓引起的荨麻疹包括人工性荨麻疹和延迟性皮肤划痕症。

人工性荨麻疹和上面那个问题中的情况差不多，只不过这次你不是打我胳膊、印手印了。这次是搔抓我胳膊，过了几分钟，我胳膊上就出现了几个长长的，长得像蚯蚓似的抓痕，隔几小时后这些蚯蚓似的抓痕也会慢慢消失。

那什么是延迟性皮肤划痕症呢？还是搔抓胳膊，只不过你抓了我后，当时我胳膊没事，过了 7 小时，我都回家了，胳膊上才出现抓痕。抓痕有时是一小段、一小段的，比蚯蚓更宽，有时红肿的都看不出是线状了，而是肿一片。让人痛苦的不是皮肤肿、皮损丑，而是皮肤会有烧灼感，有的时候碰一下还会特别痛，而且我要带着这个印记一两天，才能让皮肤恢复。

19. 宠物会引起荨麻疹吗

现代人都比较有爱心，爱好养个小猫小狗什么的陪伴自己，可是这些伙伴不经意间也会给我们制造一些麻烦，比如引起荨麻疹。敏感体质的人接触或吸入爱宠的皮毛，可引起或加重荨麻疹。养猫的人对弓形虫应该都不陌生，弓形虫主要寄生在猫的小肠上，其"后代"随猫粪排出体外。实验研究表明弓形虫可通过分泌性抗原或幼虫排泄引起人的荨麻疹。其他哺乳动物、鸟类、鱼类和爬行动物均可感染弓形虫，因此人类接触其他动物也可能感染弓形虫，引起荨麻疹。所以各位宠物主人，为了自己的健康，也为了爱宠的健康，如果我们的伙伴生病了，要及时带去宠物医院就诊。

20. 蚊虫叮咬、蜜蜂蜇伤可以引起荨麻疹吗

夏天随着气温的升高，百花齐放，各类生物也都活跃了起

来。昆虫类叮咬或蜇伤不仅可以引起虫咬皮炎，还有可能引起荨麻疹，比如被臭虫、跳蚤、蚊子、毛虫、毒蛾、蜜蜂等动物叮咬或蜇伤，动物的毒汁进入皮肤，就可能导致荨麻疹。

治疗疾病的方法有许多，蜂针算是纯天然生物疗法，相信对很多人而言并不陌生。蜂针疗法简单讲就是将蜜蜂尾部的蜇针当作针灸用的针，结合针灸学蜇刺人体的经络腧穴达到治疗疾病的目的。运用蜂针疗法可以治疗风湿、类风湿性关节炎、强直性脊椎炎、骨关节病、颈椎病、硬皮病、循环系统疾病及多发性硬化症等多种慢性、难治性疾病。但是因其选用的工具为蜜蜂的蜇针，并非针灸用的金属针，所以可能会引起部分敏感人群过敏，症状轻的表现为荨麻疹，症状重的可出现休克。

21. 花花草草可以引起荨麻疹吗

春天是万物复苏的季节，夏天是万物繁荣的季节，每到这两个季节，人们总喜欢亲近大自然，外出踏青、郊游，或在花圃里赏花，或在草地上野餐，或在树下乘凉，荨麻疹的问题也随之而来。不同于日光性荨麻疹、胆碱能性荨麻疹，此类荨麻疹与吸入花粉或植物种子等细小颗粒物有关。根据植物产生花粉的时节不同，春、夏常见的花粉种类也有所区别。春季常见花粉多来自柳树、栎树、桦树、杨树、二球悬铃木及水青冈树木；夏季常见花粉多出自刺藜、蕨菜、艾蒿、萎蒿、豚草、大车前草、榆树、荷兰菊、大丽花等植物。如果您对花粉过敏，建议在春夏花粉浓度高峰期时尽量减少室外活动，出门应戴口罩。

22. 潮湿的环境是不是更易引发荨麻疹

同样的季节，同样的温度，为什么有些人去了南方就得荨麻疹，而在北方就不会发生荨麻疹呢？荨麻疹会不会是因为环境过于潮湿而引起的？现代医学研究表明，潮湿的环境有利于臭虫、螨虫等节肢动物的生长，也利于细菌、霉菌的滋生，当这些生物的数量过多，而有些人碰巧对这些生物又过敏，就会引发或加重荨麻疹，所以这些喜欢在阴暗潮湿环境中生存的动物才是引起荨麻疹的罪魁祸首。从中医学的角度来讲，如果您是痰湿体质，而外界又是潮湿环境，外湿与内湿同气相求，就会引发疾病，风邪夹湿邪则会引起荨麻疹。

23. 尘螨会引起荨麻疹吗

说尘螨大家可能比较陌生，但是说螨虫，大家一定听着很耳熟。尘螨属于螨的一种，会引起人过敏的尘螨种类很少，常见的是屋尘螨、粉尘螨和欧宇尘螨。尘螨可以引起荨麻疹，且已证实活螨、螨尸、螨的排泄物、螨的分泌物和螨体的碎片均可以成为过敏原，引发人体的过敏反应。不要以为尘螨离您很遥远，其实尘螨广泛分布在您的周围。比如屋尘螨主要生存于卧室内的枕头、被褥、软垫和家具中，粉尘螨可在棉纺厂、面粉厂、食品仓库等地面生存。分布如此广泛是因为尘螨以粉末性物质为主要食物，如动物皮屑、面粉和真菌等，食物来源充足。

您也不必过于担心被尘螨影响生活，了解其生活习性、爱好，知己知彼，我们就能大挫其锐气。影响其生存的两大主要因素为温度和湿度，尘螨生存繁殖的最适温度为 17～30℃，最适湿度为 75%～80%。因此四季温暖、空气湿润的江南小镇最适宜尘螨生存。暴晒可以杀死尘螨，是消除尘螨的有效手段。若您进行变应原检查，发现对尘螨过敏，则首先应保持室内干燥、清洁，常通风，勤打扫；其次勤换衣被、床单，有条件的可以对枕头、被褥进行暴晒，将被褥上附着的尘螨及分泌物去除。

24. 海鲜会引起荨麻疹吗

每次荨麻疹患者就诊结束后，大夫们都会叮嘱"忌食海鲜等发物"。这是为什么呢？鱼、虾、蟹、贝壳这些海鲜，肉质肥嫩，味道鲜美，怎么就成"发物"了呢？所谓发物，是指富于营养，有刺激性，特别容易诱发某些宿疾或加重已发疾病的食物。

海鲜类富含异体蛋白，可以刺激人体的免疫系统，引起过敏反应。另外，鱼、虾、蟹类本身就含组胺，而组胺可使微血管扩张、充血，血管通透性增高，血浆渗出、水肿、腺体分泌亢进及嗜酸性粒细胞增高等，从而导致人体出现变态反应，诱发荨麻疹，如表现出红斑、丘疹、水疱、发热等。所以在荨麻疹发作时还是应该遵从医嘱，禁食或少食海鲜，避免加重病情。

25. 荨麻疹患者可以吃零食吗

食物是常见的引起荨麻疹的原因之一，而引起过敏的食物种类又包括了食品添加剂。食品添加剂，简单来讲就是为了让食物显得更加可口，或让食物保存期限延长的物质。食品添加剂包括天然物质和化学物质，少量的食品添加剂是被允许添加进食物中的，但食品添加剂种类繁多，服务人类味蕾的同时，又给人体带来了负面的影响。

常见的食品添加剂种类包括色素、增稠剂、稳定剂、调味剂、表面活化剂、抗氧化剂、防腐剂及强化剂。食用色素属于色素的一种，可以适当地添加于食物中，在一定程度上改变原有颜色，如酒石黄、胭脂红、日落红等。防腐剂有天然防腐剂和合成的化学成分两种，用以抑制微生物生长、繁殖，延长食品的保存期限，如苯甲酸钠、水杨酸钠、4-羟基苯甲酸、抗坏血酸、对氨基苯磺酸。抗氧化剂可以帮助对抗食品变质，如没食子酸丙酯、特丁基对苯二酚、二丁基羟基甲苯和丁基羟基茴香醚。

我们通过临床观察发现，食品添加剂与慢性荨麻疹息息相关。例如给患者制定食谱，要求慢性荨麻疹患者严格控制饮食，每天只进食大米、新鲜蔬菜、新鲜肉、盐、糖、水，连续5天后再观察，惊喜地发现5天后近一半的慢性荨麻疹患者症状有所好转。一旦恢复正常饮食后，症状又反弹回至实验前，这充分说明食品添加剂与慢性荨麻疹之间有关联。再比如对患者进行食入性过敏原检测，发现对酒石黄、果红、苯甲酸盐过敏的患者较多。

许多读者不确定到底平常吃的零食中有没有令自己产生荨麻疹的物质。这个是因人而异的，建议荨麻疹患者由简单的、天然的零食吃起。再慢慢寻找自己不适合食用哪些零食。习惯观察食品配料表中的成分，可以有效地降低食品添加剂诱发荨麻疹的可能性。

26. 荨麻疹患者可以住新装修的房子吗

在中国的传统观念里房子一直是一个家庭必不可少的一部分，有个房子才是家，比如结婚要有新房，所以房子成了人们的刚性需求。随着经济的发展，不少人也会选择买更大的房子以便居住。经过几个月的装修，看着房子由毛坯房一点点变成了自己的港湾，很多人便迫不及待地搬入新装修的房间内。但是您知道吗，房屋装修后有约 400 多种有害物质，最主要的是甲醛、苯、氨气和氡气。其中甲醛是最常见的房屋装修后引起荨麻疹的过敏原。

这些有害物质不仅可能引起荨麻疹，还可能引起许多危害更大的疾病，甚至会威胁生命。孕妇、婴幼儿抵抗力较差，若长期接触这些有害物质，可能导致妊娠综合征、胎儿畸形、新生儿体质降低，诱发再生障碍性贫血和白血病。健康成年人相对来说免疫力较强，但也不可掉以轻心，油漆中刺激性物质会进入呼吸道，刺激鼻、咽喉黏膜，导致过敏性鼻炎、哮喘的发作，出现咳嗽、打喷嚏、喉咙痒或流鼻涕的症状，还会刺激眼结膜，导致流泪、结膜炎等。

综上所述，不仅是荨麻疹患者，健康人群也应避免入住新装修的房子，住进新房是件令人开心的事情，但也应以保证身体健康为前提。个人建议是装修后半年再入住，同时应保持开窗通风、室内干燥，多养一些植物。

27. 爸爸妈妈得荨麻疹，孩子会得吗

这个问题一般是家长比较担心的——我得了荨麻疹，会不会遗传给宝宝呢？这个担心确实有可能成为现实，若父母患有与家族遗传相关的荨麻疹，那么子女非常有可能也患有同类型的荨麻疹。下面为大家介绍三种与家族遗传相关的荨麻疹。

家族性冷性荨麻疹为常染色体显性遗传病。此类型荨麻疹自患者婴儿期开始，终生不愈。冷刺激几小时后，皮肤有烧灼感，受冷处皮肤呈青紫色，周围绕以苍白晕。

震荡性荨麻疹可因常染色体显性遗传而发病，同时伴人工性荨麻疹、压力性荨麻疹或胆碱能性荨麻疹。

遗传性家族性荨麻疹综合征皮肤表现为荨麻疹，全身症状有发热、四肢痛、全身不适等。随着病情的发展，可伴有耳聋、皮肤淀粉样变、肾病、吸收功能差。

28. 女性月经周期对荨麻疹有影响吗

女性月经变化往往呈现周期性、规律性。有些女性患者就诊时，以经前期或经期皮肤出现风团为主诉，多在经期后消退，我们将其称为自身免疫性黄体酮性荨麻疹。

在这里要为大家介绍一些关于月经的知识。月经周期分为卵泡期、排卵期、黄体期及月经来潮期，与月经周期相关的激素为黄体酮及雌激素。雌激素属于女性激素的一种，对女性至关重要，在男性体内少量存在。进入青春期后，卵巢开始周期性分泌雌激素，以促进生殖器官的发育，为怀孕做准备。雌激素还可

以促进乳房的发育，以保持女性的第二性征。黄体酮由卵巢分泌，是维持妊娠所必需的一种天然孕激素。在排卵期后，若没有受精卵在子宫着床，黄体酮与雌激素的水平会迅速下降，则月经来潮。

再来说说这些女性患者出现荨麻疹的原因。如果身体中产生了可以与黄体酮结合的抗体，这些抗体就像钥匙一样，可以精确地识别黄体酮这些锁，钥匙与锁一旦结合，分子量就会变大，即体积增大，这些结合了的复合物刺激肥大细胞，引起荨麻疹，表现为在经前期或经期，呈周期性出现风团。月经期时黄体酮水平急剧下降，所以自身免疫性黄体酮性荨麻疹在月经过后 1～2 天内可自愈。

自身免疫性黄体酮皮炎还包括湿疹样皮炎、多形性红斑、皮肤瘙痒症等，慢性荨麻疹只是其中之一。抗组胺类药物对于这类荨麻疹治疗效果不显著。中医应用整体观念及辨证论治理念，通过中药调节人体内环境通常可以取得疗效。

29. 准妈妈们会得荨麻疹吗

怀孕对女性来讲意义非凡，标志着女性由女儿向母亲的身份转换。自国家实行计划生育，人们越来越重视妊娠。妊娠期间女性的生理发生着巨大的变化，准妈妈们有可能因此患上自身免疫性黄体酮性荨麻疹、妊娠瘙痒性荨麻疹性丘疹及斑块病等疾病。

妊娠后妇女黄体酮水平上升，加之此类型患者血清中含有内源性黄体酮的自身抗体，如上个问题中提到的，抗体与黄体酮有如钥匙与锁一般结合，可刺激肥大细胞，引起荨麻疹。随着医学知识的普及，大家都知道怀孕期间不可随便用药，否则可能影响胎儿生长发育，甚至引起畸胎、死胎、流产等。所以患有自身免疫性黄体酮性荨麻疹的准妈妈们会比别的孕妇更加辛苦，每天要忍受着荨麻疹带来的剧烈瘙痒直至分娩。此类型荨麻疹在生产后会自行缓解，在经前及月经期会反复发作。建议患有此类型荨麻疹的准妈妈们在备孕前开始中药调理，治愈或控制病情后再准备妊娠，否则妊娠期间用药有限，不利于荨麻疹的治疗，且荨麻疹带来的瘙痒会影响睡眠，导致孕妇的抵抗力下降，免疫功能失调，也可能影响到胎儿。

妊娠瘙痒性荨麻疹性丘疹及斑块病是一种常发生于初产妇妊娠末期的剧烈瘙痒性皮肤病，在怀孕中后期出现，最早在腹部，尤好发于脐周处，表现为绿豆大小的红色丘疹，肿胀明显，丘疹周围出现苍白晕，某些患者的丘疹上伴有疱疹，内含透明疱液。随着疾病的发展，丘疹相互融合，形成大片斑块，表现为荨麻疹样风团，严重者风团不再局限于腹部，也可出现在胸部、臀部、大腿、上肢处。通常患者最大痛苦是痒，而且严重的影响睡眠和休息。

30. 婴幼儿得了荨麻疹，长大了还会有吗

如今许多家庭迎来了第二代独生子女，组成了"421"式家庭，即爷爷、奶奶、姥姥、姥爷、爸爸、妈妈和一个宝宝，所以宝宝生病将会牵动3个小家庭、6位大人的心。家长们会担心宝宝因荨麻疹的瘙痒影响睡眠，继而影响生长发育，不仅如此，家长们还会担心宝宝在长大后也因荨麻疹而烦恼。

　　婴幼儿患有荨麻疹，家长首先不可慌张，要弄清楚孩子患的是何种荨麻疹。这个问题很关键，因为荨麻疹的种类直接决定了治疗方法，也影响着疾病的转归。

　　若宝宝患荨麻疹时间小于 6 周，则为急性荨麻疹，家长首先应寻找引起荨麻疹发生的原因，针对原因采取措施，应用抗组胺药物，以控制病情。若宝宝患荨麻疹时间长于 6 周，则转为慢性荨麻疹，随着年纪增长，部分慢性荨麻疹也可痊愈，未能自行痊愈的慢性荨麻疹呈反复发作，此时可以采用中药、针灸等传统疗法平衡阴阳，达到治疗荨麻疹的目的。而一些与遗传有关的荨麻疹则伴随宝宝终身，如家族性冷性荨麻疹、延迟性家族性热性荨麻疹、震颤性荨麻疹、水源性荨麻疹、遗传性家族性荨麻疹综合征等，若宝宝有以上疾病的家族史，根治的难度极大，只能采用缓解病情的办法，加强平时护理，荨麻疹发作期积极治疗，缓解症状，荨麻疹缓解期时采用综合调理的方法，增强体质，减轻发作程度，减少发作次数。

31. 患有哪些疾病会诱发荨麻疹

　　人体是一个很复杂的机体，科学目前可探知、了解的只有很少的一部分。人体内部各系统相互配合，协同工作，保持机体的正常运转，若是某一系统"罢工"了，也会影响其他系统的正常运转，所以荨麻疹并不单是一种皮肤病，也可能是其他疾病在人体上的表现，如结缔组织疾病常常并发荨麻疹。临床观察发现系统性红斑狼疮患者中，约 8% 的患者伴发荨麻疹，除此之外，与荨麻疹相关的结缔组织病还包括幼年性风湿性关节炎、肾小球肾炎、干燥综合征、混合结缔组织病、多发性肌炎、风湿热、胰岛素依赖型糖尿病、溃疡性结肠炎、恶性贫血和白癜风等。

结缔组织病多在体内形成免疫复合物，可以激活补体系统，出现荨麻疹。您可以将人体想象成一片由无数条河流滋养的富饶土地，各河流的宽窄不一，流速不尽相同，相互连接。结缔组织病就是喜欢往河流里丢大石头的坏人，有些石头进入了湍急的大河流，就随着河流向前漂浮了，有些石头进入了小河流，就导致了河流堵塞，不能营养周围的土地，使土地发生了变化，而发生变化的土地，就是起了风团的皮肤。

那么同为荨麻疹患者，哪些人要考虑自己有可能是因为结缔组织病诱发的荨麻疹呢？结缔组织病诱发的荨麻疹，风团集中在臀部和腿部，皮肤灼热感，瘙痒不明显，症状持续1～3天，风团消退后留有色素沉着斑，可伴有疲乏等全身不适症状，实验室检查血沉加快。

（三）中医学对荨麻疹的病因认识

1. 中医认为荨麻疹的诱因有哪些

古人没有先进的科学技术，大部分理论是在对疾病深入观察了解后反推出来的。中医认为人们不会毫无缘由的生病，经观察发现荨麻疹与外感六淫、情志内伤、饮食不节、个人体质有关。

外感邪气是最常见的致病原因，也是最易理解的概念。就像强壮的人淋雨也会生病，身体虚弱的人保养得当可以很健康的道理一样。中医所说的六淫，是风、寒、暑、湿、燥、火六种外感病邪。中国传统文化认为，万物可以分为阴阳两个方面，这两方的势力是你强我弱、你弱我强的关系，阴阳不断变化导致了寒暑更替、四季变化。气候在一定范围内变化属于正常的变化，若超出了此范围则为异常的变化。风、寒、暑、湿、燥、火，六种影响自然变化的因素太多、太少、在不合时宜时出现，或出现的过于迅速，使人体不能与外界气候相适应的时候，就会导致疾病的发生。六淫所致本病，以风邪为主，常兼夹寒、热、湿、燥之邪邪气侵袭机体皮肤、肌肉，打破机体平衡，而患荨麻疹。

情志因素也是影响人们身体健康的一大因素，如《红楼梦》中的林妹妹就是因为思虑过重，郁郁寡欢，导致了香消玉殒。我们均是凡人，逃不脱七情六欲，愤怒、喜悦、思虑、悲伤、恐惧，这些都是正常的情绪因素。但是若情绪波动太大，则可能引起疾病。情志内伤，导致气机郁滞，损伤肝脾肾，使脏腑气机失调，在皮肤表现为荨麻疹。

饮食不节，指暴饮暴食、厌食、过食辛辣油腻之物、食物不干净。饮食不节导致肠胃郁热，复感外邪，气机失调，郁结于皮肤、肌肉之间，引发风团，或肠胃对某些食物敏感，表现在皮肤为风团，表现在胃肠则为疼痛。

随着中医知识的普及，越来越多的老百姓了解中医中关于体质的概念，也大致明白了体质对于疾病的易感性有影响。体质，受先天遗传和后天获得所影响，具有相对性。个体体质的不同，在生理状态下对外界刺激的反应和适应上存在差异性，在发病过程中对致病因子的易感性和疾病发展的倾向性也有所不同。古人认为阳虚或气虚体质的人，易受外来风邪等邪气影响而患荨麻疹，就是这个道理。

2. 什么样的体质最易引起荨麻疹发生

在科技条件有限的古代，人们注重于对体质的研究，中医界有两句非常有名的话出自《黄帝内经·素问》，"正气存内，邪不可干"及"邪之所凑，其气必虚"。如果你身体够强健的话，那么邪气也拿你无可奈何；如果邪气侵入了你的体内，代表你的身体肯定是有虚了。

《黄帝内经·素问》说的是一般疾病与体质的关系，后世医家又在其基础上对各类疾病与体质间的关系又做了相关研究，如《诸病源候论》中提到："夫人阳气外虚则多汗，汗出当风，风气搏于肌肉，与热气并，则生瘖瘰。状如麻豆，甚者渐大，搔之则成疮也。"意思是阳虚体质的人易出汗多，若再遇风，风邪与热邪郁结于肌肉，则生风团，初起如黄豆大小，慢慢扩散，若过度搔抓就会令皮肤破损。再如《外台秘要》中说到"人皮肤虚，为风邪所折，则起瘾疹"，就是说人体皮肤部分正气虚弱，外感风邪后引起荨麻疹。

以上两种论述均说明阳虚体质的人易患荨麻疹，那么什么是阳虚体质的人呢？阳虚体质就是阳气亏虚的体质。人体的阳气如同自然界中的太阳一般温暖着人体。阳气不足了，人们就会表现出怕冷。四肢远端因为离躯干部分较远，所以当阳气不足时，这些地方不能被温煦，就出现手足冰冷，严重者甚至指甲青紫。阳气不仅有温煦的功能，还有推动人体新陈代谢的功能。阳气不足，代谢减缓，导致阳虚体质之人形体肥胖，头发更易脱落，又因为自身阳气不足，所以阳虚体质之人多喜欢从外界吸取能量，如喜欢晒太阳、穿衣较常人厚实、喜热饮。如果您有上述的表现，那么就要小心了，您属于阳虚体质，容易患有荨麻疹。

3. 皮肤瘙痒剧烈而风团时隐时现为什么是由"风"引起的

中国古代称荨麻疹为"风疙瘩""风疹块""风疹"等，可见荨麻疹的病因与风密不可分。自然界中的风是一种无形的、可流动的气体，来去迅速，时有时无，且可动摇树木，生活中人们外出受风后，易患有风寒或风热病，所以古人认为"风"可以致病。我们的老祖宗根据对自然界中风的特性的观察，结合临床病例，认为荨麻疹与风的关系密切。

被风吹着的物品多上升，故风邪侵袭导致的荨麻疹多出现在表面即皮肤上，而不会出现在深层组织如肌肉、骨骼上。有人会提出质疑，发生在胃肠道的荨麻疹该如何用"风"来解释？我们说将人体与外界相通、相接触的部分作为上，把深层的、内在的部分作为下。食物通过口腔可以进入胃，经过十二指肠、结肠、直肠吸收，通过肛门将食物残渣排出体外，所以胃肠道也是与外界相通的。荨麻疹发生在胃肠道的原理与发生在皮肤上的原理相同，都是"风"引起的。

自然界的风运动时没有规律，时而向东吹，时而向西吹，形无定处，就像荨麻疹在人体各部位都可能发生一样，你永远不知道你的风团下一次出现在什么部位。

自然界的风来无影去无踪，来时没有任何的预兆，走时也绝不会让你察觉。就如荨麻疹一般，你不知什么时候身上就红了一片，在你不注意的时候它又悄悄地消退了。

4. 风团颜色鲜红且有灼热感为什么是由"火"引起的

自从人类发现了火，学会使用火为人类服务后，人类文明便前进了一大步。自然界中的火焰具有升腾、红赤、明亮、灼热的特点，我们的祖先正是因为火的这些特性，才将荨麻疹与火联系到了一起。

零零后的孩子们可能以为火焰是蓝色的，因为家中的天然气和酒精灯点燃时火焰呈现蓝色。但我们祖先生活的时代是没有天然气的，他们钻木取火，就像少数民族举行篝火晚会时燃烧木柴，此时火焰就会呈现明亮的红黄色，所以当祖先看到荨麻疹鲜红色的风团时首先联想的就是火。

火焰带给了人们温暖，也会烧伤人类，带来灼热感与疼痛感。就此推断，出现皮肤灼热感受的荨麻疹与火密切相关。

5. 风团颜色苍白而患者怕冷明显为什么是由"寒"引起的

提起"寒"字人们首先想到的是寒冷。金文中，"寒"字的写法是一个人蜷曲在屋中，周围是草，下面是冰，用来表示天气很冷，古代字典《说文解字》对寒的解释为"冻"，寒具有寒冷、冰冻、凝结收缩的特性。

有些荨麻疹在皮肤表现为苍白色，我们的祖先就充分发挥联想力，想这个颜色和什么有关，于是就想到了雪，继而想起了冬天，冬天对应的六气为"寒"，当然得出结论的过程并不如我描述得如此轻松。这类患者还伴有冬季或气温骤降时荨麻疹发作的特点，加上古时中医尝试用解表散寒的药物治疗这类荨麻疹时可达到良好疗效等原因，最后得出结论，风团颜色苍白，患者怕冷明显的荨麻疹是由"寒"引起的。

6. "湿"会引起荨麻疹吗

中医学理论的形成与日常生活密切相关，六淫邪气理论也是如此。提到"湿"，大家最先想到的是什么？梅雨季节的江南？湿漉漉的衣服？湖边的迷雾？这些都是我们日常生活中最常接触的"湿"，加以总结可发现湿邪具有重浊、黏滞、趋下的特性。

说湿性重浊是因为潮湿的地区多为低海拔地区，而像西藏等高原地区则空气稀薄，气候干燥；说湿性黏滞是因为，湿漉漉的衣服穿在身上，总会给人不清爽的感觉，有种黏腻的感觉；中国有句俗语叫"人往高处走，水往低处流"，学过物理学的朋友们应该可以明白，因为水是液体，又具有流动性，所以在重力的作用下，会向低处流淌，湿因水而起，当然也有水的特性，因此湿邪具有趋下的特点。

聊了这么多，那么湿邪与荨麻疹又有什么关系呢？有些人在南方的时候荨麻疹会发作频繁，或加重，当他们出差、游玩到了北方后荨麻疹会减轻，甚至很少发作；有些人运动、紧张出汗后，荨麻疹的风团如雨后春笋般长出来；还有一些人洗完澡后荨麻疹加重，以上几类荨麻疹发作的原因均与湿邪有关。

湿邪、风邪自外侵犯人体，湿邪在风邪的带领下，侵入皮肤表面，但又因湿性黏滞，所以流滞在皮肤腠理之间，引起荨麻疹。湿邪引起的荨麻疹还伴有头重、体困、四肢酸楚、大便溏泄、带下过多等症状。

第三章

慧眼识别荨麻疹
——荨麻疹的辨证与鉴别

（一）巧辨荨麻疹证型

辨证论治是中医学一大特色，是中医认识疾病和治疗疾病的基本原则。辨，分析、分别、判别；证为疾病发展中某一阶段病理反应的概括，包括了发生部位、原因、性质、正邪虚实等关系，反映了这一阶段病理的本质。中医证型多种多样，与荨麻疹相关的有风热犯表证、风寒束表证、血虚风燥证、脾胃湿热证、肠胃湿热证、热毒燔营证、虫积伤脾证、卫气不固证、冲任失调证、肝气郁结证、阳虚兼湿热证，下面将一一论述。

1. 风热犯表型荨麻疹的表现是什么

风邪是最易引起荨麻疹的邪气，可以夹杂热邪，侵犯皮肤，引起风热犯表型荨麻疹，多见于急性荨麻疹。有些读者此时可能疑惑了，前文提到了六淫邪气包括了风邪、寒邪、暑邪、湿邪、燥邪、火邪六种邪气，没提到热邪呀。这是因为热邪与火邪可并称火热之邪，热邪多从体外来，火邪多从内生。

"火"具有升腾、红赤、明亮、灼热的特点，所以风团多呈鲜红色，还会自觉皮肤灼热，可以发生在身体的任何部位，如同火焰可以处于任何树枝之上。这些风团约芝麻至黄豆大小，使人感觉剧烈瘙痒，所以风团常因患者搔抓而扩大、增多，部分风团融合成环状、地图状等形状。如同火焰喜欢干燥的树枝、讨厌冷水一般，风热犯表的荨麻疹遇热、日光照射后风团更加明显，常发生于夏季，遇冷则症状缓解。

火焰升腾，风邪也喜欢向上运动，所以喜欢侵袭人体上部，表现为头痛、口渴、咽喉肿痛，重则面部肿胀、唇部红肿。火热之邪流窜于体内，引起发热；流窜至心，引起心烦；流窜至胃，引起胃脘、腹部疼痛；流窜至大肠，引起大便干；流窜至膀胱，引起小便赤。舌边尖红，苔薄白或薄黄，脉浮数。

2. 风寒束表型荨麻疹的表现是什么

风邪夹带着寒邪侵袭皮肤，可以引起风寒束表型荨麻疹，多见于寒冷性荨麻疹。

冬季漫天雪花自天空飘落，包裹了房屋、树木，使世间一切被白色覆盖。而寒邪多为冬季出现，所以皮肤上的风团呈白色，或颜色较正常皮肤颜色淡；似雪花可以覆盖在任何地方，苍白色的荨麻疹可以在身体的任何部位出现，且风团可以是散发的，也可以是相互堆叠的。中医界有句话叫"同气相求"，意思是说属性相似的气有着亲近性，所以这类型荨麻疹受风吹、受凉或接触冷水后病情加重，运动、情绪激动后受冷风侵袭也会加重，相反洗热水澡、保温后症状可以减轻或消失。

寒邪具有寒冷、冰冻、凝结、收缩的特性，所以寒邪侵袭人体，有怕冷、无汗、头身痛、口不渴的表现。舌淡红，苔薄白，脉浮紧。

3. 血虚风燥型荨麻疹的表现是什么

不管是风寒束表，还是风热犯表，邪气在体内流窜的时间过于长久就会耗伤人体津液、损伤人体气血，引起血虚风燥型荨麻疹，多见于慢性荨麻疹，这也是急性荨麻疹变成慢性荨麻疹的原因。有些患者先天不足、素体虚弱、阴血不足，有些患者由于患有慢性病多年、产后不久、失血过多等因素耗伤人体阴液，致血虚不能濡养肌肤，而使风邪乘虚侵袭人体，或血虚生风化燥所致。

气血津液是人们生命活动的物质基础，由脏腑产生与支配。气血津液与脏腑相互影响，气血津液异常，可以影响脏腑的功能，进而影响人们的生命活动，脏腑若发生病变，也会影响气血津液的作用。

脉络中血液空虚，不能营养皮肤，所以风团颜色较一般荨麻疹更淡，且皮肤瘙痒；疾病日久，风邪由皮肤浅层侵入至深层，在脉络中流窜，表现为风团泛发全身，时起时消，反复发作，延续数月或数年。中医学认为肝藏血，肝可以贮藏血液，如同"血库"一般的存在，人躺下睡觉后，脉络中的血液归于肝中，血虚的患者本身血就比一般人少，回归肝后，脉络日益空虚，所以荨麻疹夜间加剧。部分血虚风燥型荨麻疹患者风自内生，所以荨麻疹无明显的季节性。

脉络中的血液空虚，不仅会引起荨麻疹，还可能导致其他的伴随症状。血虚不能上济于脑，导致脑海空虚，引起头晕，时有头晕眼花；心主神明，影响人们的生命活动，心无血液的濡养，就会有心烦易怒、失眠、多梦；口唇无血液的润泽，则唇舌色淡，还会引起口干、口黏；全身血液缺乏，表现为易疲劳，日常生活中没有活力。舌淡少津，脉沉细。

4.脾胃湿热型荨麻疹的表现是什么

脾胃就如同传送带一样，消化进入人体的食物，再将其传送至其他位置。如果患者平日饮食不节，喜肉食、油炸食品，导致传送带上积压的食物太多，就会损伤脾胃；也有些患者自身脾胃这一传送带质量本来就有问题，或患有一些如慢性胃肠炎、慢性胆囊炎、胆结石等慢性疾病毁坏脾胃这个传送带，导致了脾胃损伤，运化无力，湿聚不化，湿热内停。

湿邪具有重浊、黏滞、趋下的特性，与热邪相合如油裹面，导致荨麻疹迁延不愈，风团表现为淡红色，形状不规则，状如云片；因有热邪在皮肤内流窜，所以会引起瘙痒。病位在脾胃，病邪为湿热，所以进食辛辣、油腻食物后，或天气炎热时症状加剧。湿热病表现为下午严重，所以风团多于下午发生。

湿邪包裹了热邪，减缓了热邪的气势，故伴有低热；湿性重浊，所以头重体倦；体内有热所以口渴，体内有湿所以不喜饮水；湿热阻遏中焦，影响中焦运化功能，所以或腹胀，或恶心，或呕吐，或食欲不振，或大便时而溏泄、时而秘结；湿性黏滞，影响气滋养全身，所以倦怠、乏力。舌质红，苔黄腻，脉滑数。

5. 肠胃湿热型荨麻疹的表现是什么

湿热可以郁积在脾胃，也可以郁积在肠胃。暴饮暴食，平时口味重，或平素患有胃肠炎、肠炎、胆囊炎等慢性病史，致使脾胃损伤，脾胃这一传送带本应该时时刻刻的运转，而损伤的脾胃不能很好的工作，导致湿邪产生，湿邪聚集在体内，日久易产生热邪，湿热停滞于肠胃，引起荨麻疹。因食用发物，如海鲜、羊肉、蒜等而诱发荨麻疹，或因肠道寄生虫而引起的荨麻疹属于此类。

同脾胃湿热型荨麻疹一样，肠胃湿热型荨麻疹风团发红，持续不退、反复发作，瘙痒剧烈，影响睡眠。

因为肠胃湿热是脾胃损伤后引起的，所以这类患者一般消化功能不好，导致胃脘部总有饱胀感，甚至不吃东西也会觉得很胀，但是摸的时候又是柔软的，按压后也不会觉得疼痛。因为消化功能差，还有可能出现胃中不舒服，又难以用语言表明，患者常说"打嗝时还有上一餐吃过的食物的味道"，有些严重的患者也会出现反酸、烧心，甚至恶心呕吐，肠胃湿热还会引起大便秘结或泄泻。脾胃传送功能差，就不能将充足的养分供应至全身，导致身体疲乏，容易感到疲惫。舌质红，苔黄腻，脉滑数。

6. 热毒燔营型荨麻疹的表现是什么

热，热邪；毒，毒邪；燔，焚烧；营，营分。卫气营血辨证是由清代医家叶天士所创，叶天士将外感温热病发展过程分为卫分证、气分证、营分证、血分证、心包证等，反映了外感温热病一般由表入里、由浅入深的传变规律，也为治疗提供依据。

热毒燔营型荨麻疹，即热毒邪气燔灼营分引起的荨麻疹。风、湿、寒、热等邪气侵犯人体肌表，在体表郁结，向外不能透出，故邪气入里；邪气郁积日久，加之正气强劲，敌对双方相互厮杀，火光四射，场面激烈；由于正气不足以驱逐邪气，导致邪气均化为热毒，热毒向里继续侵犯，直至营气。

因为热邪来势汹汹，进展猛烈，所以热毒燔营型荨麻疹发病突然，进展快。热邪重，则风团较一般荨麻疹颜色更红，压之褪色，遍布全身，或融合成片。中医有种说法叫"血热妄行"，就是说热邪过于严重，导致其不能安分地待在血管中，带领血液溢出脉管，所以有时可见皮下出血斑，压之不褪色。因热邪重，所以引起瘙痒感更加强烈，伴有皮肤灼热，且夜间加重。

体内热毒可引起高热；热毒灼伤津液，导致口渴、喜食冷饮、咽喉肿痛；面部皮肤较薄，加之结膜充血，可见面红目赤；热毒灼伤津液，使大肠、小肠内津液随之减少，导致大便秘结，小便少。舌红绛，苔黄，脉数或滑数。

7. 虫积伤脾型荨麻疹的表现是什么

本病多见于居住环境卫生条件差的儿童。由于食物不洁，给寄生虫可乘之机，侵袭人体，在肠道安营扎寨，日久会影响脾胃的运化导致脾胃湿热，引起荨麻疹。

风团发作没有规律可循，反复发作，瘙痒明显。

因为肠道寄生虫影响脾胃的消化吸收，导致儿童没有足够的营养供给，所以身体瘦弱，面黄有虫斑。患有寄生虫病的儿童并不是毫无表现，他们时有脐周疼痛，或有挑食等不良习惯，睡眠时磨牙、咬齿。此时家长们若带儿童去医院进行大便检查，在显微镜下可见寄生虫虫卵。舌质正常，苔白或腻，脉弱或濡。

8. 卫气不固型荨麻疹的表现是什么

前面提到卫气营血理论为清代叶天士所创，反映了外感温热病的一般发展规律。卫气具有温养皮肤、开合毛窍、抵御外邪、调节寒温的作用，若卫气这一屏障受损，就不能起到固护肌表的作用，导致外邪容易侵入，引起荨麻疹。卫气不固型荨麻疹多为冷性荨麻疹。

卫气虚弱，风邪趁机而入，因此风团多在暴露部位发生。因未夹杂寒邪、热邪等邪气，所以风团颜色接近正常皮肤颜色；卫气主管开合毛窍，所以风邪也是见缝插针般入侵皮肤，风团以针尖至蚕豆大者多见，很少融合成大片。一切加重、诱发卫气虚弱的因素都可以引起卫气不固型荨麻疹，如晨起人们离开温暖的被子，或活动出汗后受风，或洗热水澡后受风。

因卫气虚弱，不能温养肌肤，导致患者怕冷。卫气虚，开合毛窍功能失常，则见多汗。卫气虚，不能很好地抵御外邪，所以常有低热、头晕、乏力、四肢困倦等症状。舌质淡红，苔薄白，脉细或沉细。

9. 冲任失调型荨麻疹的表现是什么

冲任，分别为冲脉、任脉，均属于奇经八脉。冲脉，为"十二经脉之海"，主女子月经及孕育胎儿的功能；任脉，为"阴脉之海"，调理阴经气血，主子宫和卵巢的功能，按现代医学的说法，冲任二脉掌管雌激素、孕激素、黄体酮等激素水平，与妇女月经、受孕及妊娠有关。常见于自身免疫性黄体酮性荨麻疹、妊娠瘙痒性荨麻疹性丘疹及斑块病。

与黄体酮等激素相关的荨麻疹，特点为常在月经前、经期、妊娠时加重，月经后可自行消退。此外，无明显寒热表现，所以风团颜色接近正常皮肤颜色，但瘙痒持续时间长。冲任主胞宫，即子宫、卵巢，均在腹部，所以荨麻疹以少腹、腰部、大腿内侧多见。

此类患者冲任功能失调，所以月经先后不定期，量少。因荨麻疹在月经期发病，所以随着经血排出，血液不足以营养全身，引起神疲、乏力，面色苍白。冲任不调则气机不畅，导致急躁，易怒；不通则痛，因此此类患者伴有乳房胀痛，少腹疼痛。舌黯红或有紫气、瘀斑瘀点，苔白或黄，脉弦细或弦滑。

10. 肝气郁结型荨麻疹的表现是什么

肝主疏泄，如果说人体是一个大工厂，那么肝脏便有如换气扇一般的存在着，调整着人体内气的升、降、出、入运动。一个通风条件好的工厂，换气扇只需配合风向，即可很好地完成气流交换；相反，若是工厂通风不好，为保证良好的空气质量，则需要换气扇超负荷工作，缩短了换气扇的使用寿命。这就是为什么肝脏也喜欢气机通畅，讨厌气机郁滞。总是喜欢生闷气、小心眼儿的人气机容易郁滞，进而导致肝脏不能良好的工作，引起荨麻疹。

此类荨麻疹为肝气郁结引起，所以风团的发作及瘙痒程度与情志抑郁程度有关，在精神紧张、心情烦躁、愤怒、长时间工作后加重。

因肝气郁结，气机郁滞，导致胸闷，胁肋胀痛，而患者喜欢唉声叹气来缓解肝气郁结的情况。解剖中肝脏与胃相邻，所以肝气郁结影响胃的正常消化，可致食欲不佳。舌红苔薄黄，脉弦或弦细数。

11. 阳虚兼湿热型荨麻疹的表现是什么

在《黄帝内经·素问》中有论述："阳气者若天与日，失其所则折寿而不彰。故天运当以日光明。"古人将阳气与人体的关系比作了天空和太阳的关系，本句的意思是人体与阳气是相互依赖的关系，没有人的本体，阳气不能单独存在；没有阳气，人体也不会有正常的生理活动。正如太阳可以带给万物生机，阳气也可以温煦机体，保持人体的生命活动，阳气虚弱，则人体生理功能紊乱，导致内生湿热，可以引起许多疾病，包括荨麻疹。

阳虚伴湿热，阳虚较重则风团颜色接近正常肤色，湿热重则风团颜色为红色。此外风团可发于全身，可反复出现。

阳虚无法温煦机体，则患者四肢冰凉、平素怕冷；阳虚不能将营养物质运送至全身，所以患者易疲劳，乏力；阳虚无法运送充足的气血至头面，所以患者面色苍白。《黄帝内经·素问》中记载"正气存内，邪不可干"，意思是正气旺盛，邪气将不能影响人体，使人发病，若阳气虚，则给邪以可乘之机，所以此类患者易感冒。湿热上扰头面则头重如戴帽；湿热游走于周身，身体困重；湿热困于脾胃，影响脾胃正常运转，导致腹胀，形体虚弱、肥胖。舌质淡，苔厚腻，脉细滑。

（二）智探病变脏腑经络

1. 为什么眼睑荨麻疹多与脾相关

眼睑为眼的最外部分，分为上睑、下睑，为五轮中的肉轮，属于脾。五轮是中医为了论述眼部的生理、病理、治疗，将眼部由外向内划分五部分，对应五脏，即肉轮、血轮、气轮、风轮、水轮。《银海精微》记载："脾属土，曰肉轮。在眼为上下胞睑。"所以眼睑荨麻疹多与脾有关。

顺带一提，《银海精微》为眼科著作，为宋以后之人托名孙思邈撰，名称寓本书富含眼科理法方药微妙精华之意。书中详论五轮八廓及各种眼病的治疗方法，除眼科诸病治疗方剂外，还有金针拨翳障法、药方歌诀以及眼科常用药的药性论等，因此本书是指导中医眼科临床和研究古代中医眼科成就的重要参考书。

2. 为什么两颊荨麻疹多与肝肺相关

肝经在面部的循行路线中有一分支是从眼睛内出于皮肤，向下延伸，经过两颊，最终围绕在口唇内。因此两颊出现荨麻疹常常与肝有关。

中医认为"肺主皮毛"，即皮毛依赖肺的精气以滋养和温煦，皮毛的散气、汗孔的开合也与肺的宣发功能密切相关，所以一切皮肤病均与肺脱离不了关系。又有"右颊候肺"的说法，故面颊部荨麻疹与肺有关。

3. 为什么颈侧和双下颌荨麻疹多与肝胆经气不利相关

足厥阴肝经循起于足大趾指甲后，沿足背向上至小腿、膝内侧、大腿内侧，绕生殖器至小腹，向上穿过膈肌，沿喉咙，向上进入鼻咽部，上行与督脉会于头顶部。

足少阳胆经起于眼外角，向上达额角部，下行至耳后，由颈侧，经肩，进入锁骨上窝。向下直行到腋下，沿胸腹侧面，在髋关节与眼外角支脉会合，然后沿下肢外侧下行。足少阳胆经有分一支从耳穿过耳中，经耳前到眼角外，还有一分支从外眼角分出，下经颈部进入锁骨上窝，继续下行。

肝胆两经经络循行均经过颈部及下颌部，故这两处荨麻疹与肝胆经气不利有关。

4. 为什么胸背部荨麻疹多与心肺相关

手太阴肺经起自腹部，先向下联络大肠，回过来向上贯穿膈肌，入属肺脏，从气管、喉咙横行出胸壁外上方，走向腋下，沿上臂、肘部、前臂、手掌大鱼际终至拇指桡侧。

手少阴心经起于心中，联系心系、肺脏、咽喉及眼睛，向下穿过膈肌，络小肠。分支从心系分出，沿食道上行，连于眼睛。直行者从心系出来，退回上行经过肺，向下出腋下，沿上肢、肘中、掌中，出小指外侧端。

手太阴肺经、手少阴心经均经过胸背，再者心肺两脏本就位于膈肌上，故胸背部荨麻疹与心肺密切相关。

5. 为什么上肢荨麻疹多与心肺以及大小肠相关

要想明白上治荨麻疹与什么经络密切相关，首先要介绍一下都有哪些经脉经过上肢。十二经脉中，手部有三阴、三阳经：①手三阴经，即手太阴肺经、手厥阴心包经、手少阴心经；②手三阳经，即手阳明大肠经、手少阳三焦经、手太阳小肠经。所以上肢荨麻疹与心肺以及大小肠经脉密切相关。

6. 为什么下肢荨麻疹多与脾肝肾及胃胆膀胱相关

同上一个问题一样，先介绍一下哪些经脉经过下肢。十二经脉中，与下肢密切相关的是足三阴经及足三阳经：①足三阴经，即足太阴脾经、足少阴肾经、足厥阴肝经；②足三阳经，即足阳明胃经、足太阳膀胱经、足少阳胆经，所以下肢荨麻疹与脾肝肾及胃胆膀胱经脉密切相关。

然而发病部位与脏腑的关系，主要作为临证参考，毕竟荨麻疹往往皮损部位不固定于某一条经络，可能涉及多个经络，也不能据此认为患者五脏六腑都有病变。

（三）慧眼鉴别荨麻疹"三姐妹"

1. 丘疹性荨麻疹

丘疹性荨麻疹又称急性单纯性痒疹，门诊中儿童多见，成年人也可患此疾病，好发于春秋季节。目前认为发病与节肢动物叮咬有关，属于被跳蚤、螨虫、蚊子等昆虫叮咬后的变态反应，胃肠道功能紊乱，食用鱼、虾、鸡蛋、牛奶等原因也可能诱发丘疹性荨麻疹。

那么丘疹性荨麻疹典型表现有哪些呢？丘疹性荨麻疹的风团很有特点，为纺锤形，长轴多与皮纹平行，色鲜红，花生大小。有些不十分典型的风团中央有小水疱，边缘不平滑。丘疹性荨麻疹风团常成批出现，很少融合成大片。且丘疹性荨麻疹的风团并不是时起时消，消退后毫无痕迹，而多表现为红斑消退后，却留下坚硬的丘疹，丘疹消退缓慢，并留有短暂浅褐色色素沉着。另外，丘疹性荨麻疹瘙痒剧烈，患者常忍不住搔抓，导致丘疹表面破溃、结痂，新旧皮疹常同时存在。好发于腰、臀、四肢部，一般无全身症状。

避免蚊虫叮咬或调整胃肠功能后进行对症和抗过敏治疗可收效，一般2周左右皮疹消退。

2. 荨麻疹性血管炎

荨麻疹性血管炎特点是风团持续时间长（持续24小时以上），常伴低补体血症，中年妇女多见。最初不规则发热，继而皮肤出现风团，可持续两天至几天不消失。风团上可有水疱及渗出，消退后遗留色素沉着，或脱屑，自觉瘙痒。可伴有四肢关节疼痛、肿胀，部分淋巴结肿大，腹部不适，晚期可累及肾脏。另外，荨麻疹性血管炎也常是皮肌炎、皮肤变应性血管炎、系统性红斑狼疮等系统性疾病的早期症状。

病因尚不明确，考虑可能是由于碘过敏、反复寒冷刺激，或被病毒、细菌、寄生虫感染引起超敏性血管炎。实验室检查：直接荧光检查显示血管壁及其周围有 IgE 及补体沉着。病理观察有白细胞碎裂性血管炎的表现。

3. 多形性红斑

多形性红斑又称渗出性红斑，病因复杂，可能与皮肤小血管因某些致敏性物质出现变态反应有关，慢性感染灶如扁桃体炎、鼻窦炎或牙龈炎等也与本病发病相关，病毒感染、药物以及食物、物理因素等与发病有关。

红斑发生前常有低热、咽痛等不适，继而突然出现红斑，对称分布于手、足背，小腿，前臂，面颊两侧，可累及唇部、口腔黏膜、眼结膜和外生殖器等处，常由四肢末端向上发展。多形性红斑典型皮损为红肿斑片，呈环形，中央暗紫红色，周围鲜红，类似猫眼，可向周围扩展，严重者有渗出，皮损中央形成水疱，类似虹膜，称虹膜样红斑。这与荨麻疹红色或淡白色风团，随搔抓可融合成片的典型受损有明显区别。大疱性多形性红斑常伴贫血，白细胞计数增多，嗜酸性粒细胞可增加，血沉增快，血培养阴性。可有蛋白尿和血尿，冷凝集素效价可提高。

抗组胺药、钙剂，静脉注射维生素 C 或硫代硫酸钠往往可以收效，重症患者可给予皮质激素和抗生素治疗。

第四章

荨麻疹的相关检查
——针对荨麻疹，您选对检查项目了吗

1. 急性荨麻疹患者血常规有什么改变吗

有些患者会疑惑："为什么我才患荨麻疹 3 天，就让我去抽血查血常规，同样来看荨麻疹的患者都得病好多年了，却不需要抽血呢？"那是因为急性荨麻疹的病人血常规的检测结果很可能有异常。

据国内外研究资料表明，1/4～1/2 的急性荨麻疹患者检查血常规结果有异常。这类患者多表现为白细胞升高、中性粒细胞所占比值增大，也有部分患者可以伴有淋巴细胞降低、单核细胞升高、嗜酸性粒细胞降低。血常规有以上异常表现，提示此急性荨麻疹多由细菌感染所致。医生在给予患者抗过敏药物的同时，会积极寻找潜在的引起感染的源头，应用相应的抗生素治疗，控制感染源，阻断病情发展。规范治疗后荨麻疹会得到有效控制，而血常规也会恢复正常，无须太过担心。

而感染导致慢性荨麻疹多因慢性炎症，如鼻窦炎、扁桃体炎等，血常规结果多无异常，所以一般医生并不会建议慢性荨麻疹

患者检查血常规。

2. 血清 IgE 水平与慢性荨麻疹有关吗

我们采用敏筛过敏原检测系统，对慢性荨麻疹患者血清特异性 IgE（sIgE）和总 IgE 进行检测，发现约 60% 的患者血清特异性过敏原 IgE 结果异常，约 65% 的患者总 IgE 高于正常值。所以通过血清变应原特异性 IgE 测定，可以了解慢性荨麻疹患者的过敏原状况，对减轻疾病症状或预防疾病的发生具有重要意义，还可针对检测结果进行特异性的脱敏治疗，对治疗疾病有指导作用。

3. 什么是生物共振技术

生物共振是利用外在物质波形和体内物质波形相互共振来探测过敏原的一种技术。根据量子物质波理论，宇宙中所有的物质都是由基础粒子构成的，且物质波通过共振导致了远距离辐射作用。物质均具有特异性的基础振动频率，当两种相同的振动频率相遇时可发生波的叠加而增幅，这种共振效应同样存在于声波、电磁波等一切波动的物质。利用这一理论可以鉴别一种波与另一种波是否相同，若相同则发生共振，不相同则不发生共振。

有人认为过敏是一种生物物理信息现象，不仅由某种过敏原物质引起，也由非物质刺激如信号诱发，这些信号仅仅包含一些物理信息而非物质频率。过敏现象在人体内产生需要过敏印痕的出现，这种过敏印痕来源于物质或非物质与人体的多次接触，逐步产生基于物质信息的生物物理印痕，这是过敏原造成过敏现象的根本。一旦人们产生了这种印痕信息，它就可以被维持并处于

一本书了解荨麻疹

休眠状态，当再次遇到与过敏原完全相同或相似的过敏原时，印痕就被特有的信息激活，进而通过生物物理脉冲诱发常见的变态反应疾病，如荨麻疹。

生物共振技术主要用于过敏原的检测及脱敏治疗，适用于过敏引起的荨麻疹。主要优点有检测快、结果准确且无痛，价格适中，病人易于接受等。

注意事项：检查前 1 周停服皮质类固醇类激素，试验前 2 天停用抗组胺药物，身体内无支架。

类别	种类	具体包含项目
食物类	粮食类	大麦、荞麦、玉米、小米、燕麦、稻谷／大米、黑麦、芝麻、野小麦、小麦、麦胶蛋白、酵母
	鱼虾／海鲜类	鱼类混合物 1（鳕鱼、鲱鱼、鲽鱼、鲑鱼、鲭鱼／青花鱼、鲤鱼）、鱼类混合物 2（虾、贝）、虾皮
	奶类	牛奶、乳酸奶、豆奶
	蛋类	蛋清、蛋黄
	肉类	牛肉、小牛肉、鸡肉、羊肉、猪肉
	蔬菜类	豆荚／豆、胡萝卜、洋葱、土豆、菠菜、西红柿
	饮料类	咖啡、可可饮料、蜂蜜、蔗糖、茶
	水果类	苹果、杏、香蕉、樱桃、醋栗、葡萄、柚子／西柚、桔／柑／橙、桃子、梨、蔗梅、无籽葡萄干、草莓、柠檬
	坚果类	杏仁、榛子、花生、核桃／胡桃

续表

类别	种类	具体包含项目
添加剂类	色素／染料类	酒石黄、喹啉黄、日落黄、胭脂红酸、偶氮玉红、苋菜红、胭脂红、赤藓红、靛蓝、亮蓝、亮黑、黄色混合物、红色混合物、棕色混合物
	防腐剂／抗氧化剂类	山梨酸、山梨酸钾、苯甲酸、苯甲酸钠、苯甲酸钾、乙烷基苯甲酸钾、丙基苯甲酸钾、甲基苯甲酸钾、木糖胶／木聚糖、二氯化硫、亚硫酸钠、二亚硫酸钠、二亚硫酸钾、二磷酸钠、谷氯酸钠、联苯、噻苯咪唑、亚硝酸钾、大豆卵磷脂、蛋黄卵磷脂、磷酸醇、磷酸氢二钠、磷酸氢二钾、膦酸氢三钠、磷酸氢三钾、磷酸钙、瓜尔豆树胶、磷酸二氢钠、瓜尔豆胶、二磷酸钾、谷氨酸钠、谷氨酸钙、没食子酸丙酯、十二烷基没食子酸、丁基化羟基苯甲酸、丁基化羟基甲苯、乙氧基喹啉
	甜味剂	糖精、环乙（基）氨、糖精钠、果糖、乳糖、甘露醇、山梨糖醇
	香料	苹果香料、杏子香料、香蕉香料、樱桃香料、桂皮醛香料、可可香料、薄荷香料、柠檬香料、橘子香料、梨香料、覆盆子香料、朗姆酒香料、草莓香料、香草香料、香草醛香料
	化学混合物类	乙酰水杨酸、奎宁、阿拉伯树胶、氟化钠、苯酚／碳酸、普鲁卡因、水杨酸、磺胺嘧啶、磺胺脒／磺胺胍、粗酒石酸、柠檬酸

类别	种类	具体包含项目
吸入类	动物皮毛及其分泌物类	虎皮鹦鹉、骆驼毛、金丝雀、猫、牛、鸡毛、狗、鸭毛、山羊、鹅毛、金毛仓鼠、豚鼠、野兔、马毛、喇嘛毛、老鼠、小鼠、鹦鹉羽毛、鸽子羽毛、绵羊毛、家兔
	螨虫类	屋尘螨、谷螨／粉螨、甘蔗螨、干酪虫、腐酪羔螨
	霉菌类	交链孢霉、棒曲霉、黄曲霉、烟曲霉、黑曲霉、稻曲霉、葡萄曲霉、杂色曲霉、茁芽短梗霉、灰葡萄孢霉、羽毛壳菌、烟枝孢菌、牙枝状枝孢菌、多主枝孢菌、新月弯孢霉、新月球霉菌、山顶链孢霉、串珠镰刀霉、茄病镰孢霉菌、白地霉、蠕孢霉、蜂毛霉菌、豚孢霉属、短密青霉、普通青霉、扩展青霉、点青霉、娄地青霉、茎点霉、小檗茎点霉、黑根霉、酵母菌、掷孢酵母、纯化单端孢属、黑粉霉
	霉菌混合物类	孢子菌属、白霉菌属、青霉菌属、枯霉菌混合物、曲霉菌混合物、枝孢菌属混合物、毛霉菌混合物、链孢霉属、念珠丝霉属、腐皮镰孢霉菌
	合成物类	丙烯酸纤维、芭比娃娃毛发、矮种马玩具毛、聚酯玩具、合成枕头填料
	自然物类	可可粉、棉线、纤维、木棉、生丝、剑麻
花粉类	草类花粉类	红叶草、狐尾草、甜叶草、燕麦、雀麦草、百慕大草、鸡足草、羊茅属禾草、酥油草、绒毛草、毒麦、梯牧草、芦苇、牧场草、草类混合物

续表

类别	种类	具体包含项目
花粉类	香草类	豚草属、艾蒿/蒌蒿、蒿、苔草、藜属类、蛇麻花（啤酒花）、欧蓍草、药用墙草属植物、茅尖状车前草、大车前草、开红花的酸模、美远志、荨麻
	灌木类	接骨木、山楂、女贞属、杨梅属、山梅花、丁香花属
	早春花粉类树木	桤木花粉、桦树花粉、杨属、桦属、榛属、柳属
	谷类植物类	燕麦花粉、黑麦花粉、大麦属植物花粉、玉米花粉
	树类花粉类	槭树花粉、山茱萸/马栗、鹅木栖属、白蜡树花粉、橄榄树花粉、梧桐花粉、三角叶杨花粉、牧豆树花粉、洋槐/刺槐、菩提树花粉、椴树花粉、金莲花树、榆树花粉、水青兰
	松属类	松树、赤松、冷杉/云杉
	花类植物类	紫苑、荷兰菊、芸苔、假欧石楠、菊花、向日葵属、大丽花属、仙人掌类窄叶植物、白肉桂类、羽扁豆、洋甘菊属/母菊属、水仙属、樱草属/报春花属、毛茛属、蔷薇属、秋麒麟草、蒲公英、三叶草属植物、郁金香
接触性物质/化学物质	金属类	铝、砷、铍、镉、钴、铜、铅、汞、镍、钯、铬

续表

类别	种类	具体包含项目
接触性物质/化学物质	化学物质类	苯甲酸、乙醚、硫柳汞、电子器材原料、车辆原料、阿尔德林、对对乙烷、迪厄耳丁杀虫剂、敌敌畏、硫烷、六氯苯酚、林丹、马拉硫磷、甲氧氯、除草剂、硝苯硫磷酯、除虫菊精、拟除虫菊酯、戊酸盐、氯菊酯（农药）、胺菊酯、三氯苯氧基乙酸、皮革草苯类毒物、二异氰酸盐、甲醛、多氯化联苯、五氯苯酚、醋酸苯汞、汞合金（含锡，铅）
	致癌化学物质	黄曲霉毒素、苯胺、苯并芘、二甲基亚硝胺
	细菌类	百日咳杆菌、包新螺旋体属、肠道螺旋杆菌、幽门螺杆菌、沙眼衣原体、致消化不良菌属、肠杆菌、肠球菌、大肠杆菌、感染嗜血杆菌、肺炎杆菌、肺军团菌、奈瑟氏球菌、淋球菌、脑膜炎球菌、肺炎球菌属、黏液性肺炎球菌、变形杆菌属、雷氏变形杆菌、绿脓杆菌、沙门氏杆菌、伤寒杆菌、鼠伤寒沙门氏菌、沙雷氏菌属、白色葡萄球菌、金黄色葡萄球菌、溶血性链球菌、绿色链球菌
	皮肤真菌类	皮肤癣菌混合物、大小孢子菌、须发癣菌、红色毛癣菌、糠秕马拉色菌
	昆虫毒素类	蜜蜂毒素、蚊子毒素、黄蜂毒素
	原虫	阿米巴、肠内原虫、毛滴虫
	真菌类	真菌混合物1、真菌混合物2、白念珠菌、细链格孢、分枝孢子菌
	蠕虫类	蛔虫、蛲虫、绦虫

4. 什么是斑贴试验

斑贴试验是一种测定机体变态反应的辅助诊断方法，为检测接触过敏原的经典试验。

斑贴试验原理：当患者因皮肤或黏膜接触过敏原产生过敏后，再接触同一过敏原，接触部位将迅速地出现红肿，伴有丘疹，甚至丘疱疹，此即变态反应性接触性皮炎。不仅如此，接触化学结构类似、具有相同抗原性物质时也可产生变态反应性接触性皮炎。斑贴试验就是利用上述原理，人为地将可疑的过敏原配置成一定浓度的溶液，把被试液浸泡过的特制的小纱布上敷贴于人体的后背处，经过一定时间后，根据是否有阳性反应来确定受试物是否是过敏物质。如能从中查到引起机体过敏的物质，就能更早地预防和治疗。

具体步骤：根据受试物的性质配制适当浓度的浸液，用试液浸湿 4 层 1cm² 大小的纱布置于背部，用稍大透明玻璃纸覆盖后，四周用医用无纺胶带固定，贴敷后 48 小时除去，观察皮肤反应，根据局部皮肤表现判读结果。

结果判定：①"−"阴性，表现为受试部位无任何反应；②"±"可疑，表现为皮肤出现瘙痒或轻微发红；③"+"弱阳性，表现为皮肤出现单纯红斑、瘙痒；④"++"中度阳性，表现为皮肤出现水肿性红斑、丘疹；⑤"+++"强阳性，表现为皮肤出现显著红斑、丘疹及水疱。

斑贴试验注意事项：①若您是急性荨麻疹，病史不足两周，则不应做斑贴试验；若觉得荨麻疹的诱因与接触某些物质相关，则可在风团出现两周后再做斑贴试验。②受试者背部如感觉灼热、剧烈瘙痒、疼痛等，可随时去掉斑试物，不必等到 48 小时。③病人受试前两周及受试期间不要内服类固醇皮质激素，试验前两天及受试期间易停用抗组织胺类药物。④斑贴试验期间不要洗澡、饮酒及搔挠斑贴试验部位。⑤若无强烈不适感，尽量保持纱布在皮肤上 48 小时，不要过早地去除。

过敏原	常见物质	过敏原	常见物质
氯化钴	彩色玻璃、瓷器、颜料干燥剂，也见于合金中	夸特 15	防腐剂，常见于护肤产品、乳膏、洗发液、乳胶漆、外用药、粘胶剂及墨水
硫酸镍	合金、电镀物品如耳环、手表、眼镜框	吐温 −80	乳化剂、化妆品、药物产品及食品
巯基混合物	鞋、手套、松紧带、游泳衣、胶片及跳蚤粉	亚乙基二胺	类固醇霜、制霉菌素霜和氨茶碱、乳化剂、防冻剂、地板上光剂、染料、眼药水、滴鼻液
咪唑烷基脲	护肤霜、洗发香波、头发定型剂、除臭剂	对苯类	食品、药品和化妆品的防腐剂
对苯二胺	持久性染发剂、毛皮染料、洗相液、汽油、塑料制品	三乙醇胺	用作表面活性剂，在肥皂、洗发液、护肤霜、蜡、切割油、家用洗涤剂等中常见

续表

过敏原	常见物质	过敏原	常见物质
重铬酸钾	水泥、衣物染料、地板蜡、鞋油、油漆、眼影膏	芳香混合物	香料、化妆品、香水、日常芳香产品如香皂、牙膏、口香糖、冰淇淋、饮料、蛋糕、防腐杀虫剂
松香	清漆、焊接剂、衣料表面、化妆品（睫毛膏、口红、眼影）、上光蜡、黏合剂、松香粉及松树油清洁剂	甲醛	建筑材料、染料、化妆品、胶水、消毒剂、防汗剂
异丙基豆蔻酸酯	润滑剂、化妆品及药品制剂	秋兰姆混合液	橡胶制品、杀真菌剂、肥皂、种子消毒剂
环氧树脂	黏合剂、表面涂料、油漆、PVC 制品、乙烯手套	黑橡胶混合物	车胎、把手、胶皮软管
溴酸丙二醇	冷却液、护手霜、睫毛膏、保湿乳洗涤去垢剂	卡巴混合物	天然橡胶制品

5. 什么是皮肤点刺试验

　　皮肤点刺试验是将少量高度纯化的致敏原液体滴于患者前臂，再用点刺针轻轻刺入皮肤表层的试验。如患者对该过敏原过敏，则会于 15 分钟内在点刺部位出现类似蚊虫叮咬的红肿块，出现痒的反应，或者颜色上有改变。皮肤点刺试验为最方便、经济、安全、有效的过敏原诊断方法，其优点为安全性及灵敏度均高，患者痛楚轻，就如被蚊叮一样，而且患者及医生都可以立刻知道检验结果。

试验原理：当有某种变应原进入皮肤时，对某些物质有速发型过敏反应的患者，立即特异性地引起皮肤内的肥大细胞脱颗粒，释放组胺等活性物质，导致局部毛细血管扩张，在皮肤表现为红斑；毛细血管通透性增强，表现为水肿、风团。该方法采用组胺做阳性对照，以计算相对的反应强度，是一种有效测定过敏性皮肤病的特应性的方法。

试验方法：①选择左前臂内侧皮肤进行点刺。②用记号笔在左臂中部标记所用点刺液名称，两种点刺液间的距离大于 5cm，以防止反应红晕融合。③消毒皮肤。④自下而上滴各种点刺液 1 小滴（比针尖大即可）。⑤用一次性消毒点刺针垂直点在每一液滴中，轻压刺破皮肤，以不出血为度，1 秒后提起弃去。5 分钟后将全部液滴擦去，30 分钟后观察并记录皮肤反应。

结果判定：以变应原及组胺（阳性对照液）所致风团面积比而定其反应级别。①（－），阴性，无反应或与阴性对照相同者；②（＋），比值为组胺风团（阳性对照）1/4 以上者；③（＋＋），等于或大于阳性对照范围的 1/2；④（＋＋＋），与阳性对照相等者；⑤（＋＋＋＋），大于阳性对照范围 2 倍者。

详细种类：

组别	检测项目	包含种类
食物组	肉类 II（1）	鸭肉、鸡肉、火鸡肉、鹅肉
	羊肉（2）	
	小虾（3）	
	苹果（4）	
	桃子（5）	
	牛奶（6）	
	水果（7）	柑橘、葡萄柚、柠檬
	鳕鱼（8）	
	龙虾（9）	
	花生（10）	
	番茄（11）	
	鸡蛋（12）	
	咖喱食品（13）	姜、姜黄、肉豆蔻、胡椒、小豆蔻、蒿、丁香、西班牙辣椒、芫荽、肉豆蔻干皮、红辣椒
	鲤鱼（14）	
	蚌类（15）	
	榛子（16）	
	土豆（17）	
	芹菜（18）	

组别	检测项目	包含种类
吸入组	禾本科（1）	绒毛草、鸭茅、黑麦、梯牧草、肯塔基草（龙须草）、羊茅（牛尾草）
	树Ⅱ（2）	桦木、水青冈、栎属、悬铃木属
	羽毛（3）	鸭毛、鹅毛、鸡毛
	霉菌Ⅱ（4）	（室外霉菌）烟曲霉、蜂毛霉菌、特异青霉、芽霉菌属、根霉菌属、Serpula lacrymans
	藜（5）	
	螨Ⅰ（粉尘螨）（6）	
	花粉（7）	紫菀、菊、大丽花、一枝黄花、春白菊
	杂草（8）	艾蒿、荨麻、蒲公英、长叶车前草
	动物毛Ⅰ（9）	仓鼠上皮、狗上皮、兔上皮、猫上皮、豚鼠上皮
	刺槐（10）	
	松属（11）	
	螨Ⅱ（屋尘螨）（12）	
	树Ⅰ（13）	桤木、榛属、杨属、榆科、柳属
	禾本科/谷类（14）	禾本科、大麦、燕麦、黑麦、小麦
	霉菌Ⅰ（15）	（室内霉菌）交链孢菌属、葡萄孢属、多主枝孢属、新月弯孢属、串珠镰孢菌、蠕孢菌
	大荨麻（16）	
	大豚草（17）	
对照组	组胺阳性对照	

6. 什么是过敏原特异性 IgE 检测

过敏原特异性 IgE 检测用于检测人体血清或血浆中对过敏原特异性 IgE 抗体的浓度。因血液中过敏原特异性 IgE 抗体的浓度过低，故本实验虽不能得出准确数值，但可测得浓度的范围。

检测原理：试剂盒中的检测膜条上含有 21 种吸入性和食物性过敏原，先用特质的缓冲液处理的检测膜条，其后将患者血清与处理后的检测膜条进行充分的接触。如果患者血清中含有 IgE 类特异性抗体，则其可以与相应的过敏原结合。再加入特异的酶结合物、底物，即可发生颜色反应。

结果判定：① 0 级，浓度 <0.35kU/L，没有检测到特定抗体。② 1 级，0.35kU/L< 浓度 <0.7kU/L，检出非常低滴度的抗体，通常无临床症状但具备一定敏感性。③ 2 级，0.7kU/L< 浓度 <3.5kU/L，检测到低滴度的抗体，具备一定敏感性，大量接触后通常会出现临床症状。④ 3 级，3.5kU/L< 浓度 <17.5kU/L，有明确的抗体被检出，通常临床症状也会出现。⑤ 4 级，17.5kU/L< 浓度 <50kU/L，检测出高滴度抗体，通常具有临床症状。⑥ 5 级，50ku/L< 浓度 <100kU/L，非常高的抗体滴度。⑦ 6 级，浓度 >100kU/L，非常高的抗体滴度。

检测种类：树木组合 2（柳树 / 杨树 / 榆树）；普通豚草；艾蒿；室内尘螨组合 1；屋尘；猫；狗；蟑螂；点青霉 / 分支孢霉 / 烟曲霉 / 交链孢霉；啤酒花（葎草）；蛋清；牛奶；花生；黄豆；牛肉；羊肉 / 羔羊肉；海鲜鱼类组合 1；淡水组合 1；虾 / 对虾；螃蟹。

7. 什么是食物不耐受检测

食物不耐受是一种复杂的变态反应性疾病，人的免疫系统把进入人体内的某种或几种食物当成有害物质，从而出现过度的保护性免疫反应，产生食物特异性 IgG 抗体，IgG 抗体与食物颗粒形成免疫复合物，可引起所有组织发生炎症反应，并表现为全身各系统的症状与疾病。

检测方法：抽取 1mL 血液，采用酶联免疫吸附法。

注意事项：检查前正常饮食，无须特殊要求。

检测项目：牛肉、鸡肉、鳕鱼、玉米、螃蟹、鸡蛋、蘑菇、牛奶、猪肉、大米、虾、大豆、西红柿和小麦。

8. 什么是冰块刺激试验

冰块刺激试验适用于检测冷性荨麻疹，为与水源性荨麻疹相鉴别，不能将冰与皮肤直接接触。具体操作如下：先将冰块放入塑料袋或热水袋中，再置于前臂处，接触 20 分钟。若试验者有红斑、风团出现，结果为阳性，属于速发型冷过敏。若试验 24 ~ 48 小时后才出现红斑、风团，则属于延迟型的冷过敏。据报道感染人免疫缺陷病毒患者冰块刺激试验结果呈阳性。

9. 什么是冷水试验

冷水试验适用于检测冷性荨麻疹和水源性荨麻疹。试验时先将患者一侧手臂置于 8 ~ 10℃的水中 5 ~ 15 分钟，如果没有出现红斑、风团的表现，可再置于 21℃的水中，仍未出现阳性者可以让患者洗冷水澡。

注意事项：这种试验不易鉴别水源性荨麻疹和冷性荨麻疹，且患者一旦过敏可能危及生命。

10. 什么是被动转移试验

被动转移试验是根据患者血清中 IgE 可转移到正常人体局部皮肤的原理，进行的一种间接测定机体敏感条件的方法。适用于显著的人工荨麻疹、全身药疹等患者的过敏原检测。

试验方法：试验时先静脉抽取 5～10mL 患者血液，离心 15 分钟，取 1mL 无菌血清注射于正常人的上臂或背部并标记，此即准备的敏感区。24 小时后进行试验。可在敏感区皮内注射可疑被试物 20ul，同时在敏感区内作同样剂量的生理盐水对照试验。

结果判定：若试验区 20 分钟左右后出现红斑、风团样反应，对照部位无异常，则为阳性；若两部位均出现红斑、风团，不能认为是阳性反应。或服用可疑食物，以观察敏感区局部反应，若服用后数小时内出现红斑、风团，则认为试验阳性。

注意事项：①有梅毒等性病、传染性肝炎或其他传染病患者严禁做此实验。因此，在进行试验前应先为患者做必要的血清学检查，以防把疾病传染给正常受试者。②被选定的正常受试者及患者，实验前均不能用肾上腺皮质激素及抗组胺药物。③使用的注射器应干燥，防止溶血。

若引起假阳性应考虑：①变应原注射的剂量过大或稀释的浓度过高。②皮试注入空气。③皮试用变应原变质。④损伤反应。⑤继发感染、污染或杂质的影响。⑥患者皮肤敏感性过高，是去特异性。

若引起假阴性应考虑：①变应原皮试液注射量太小或稀释浓度过低。②变应原原材料严重不纯。③变应原制作方法有误或放置时间过久，超过了有效期。④皮肤敏感性减退，如恶病质期。⑤皮肤局部循环障碍。

11. 什么是压力试验

压力试验指用重物按压局部皮肤，观察皮肤变化，适用于延迟性压力性荨麻疹。6.75kg 物体压在局部皮肤上 20 分钟，或 $0.2 \sim 1.5 kg/cm^2$ 压迫 $10 \sim 20$ 分钟。观察受压部位 $4 \sim 8$ 小时，若受压皮肤产生红肿风团则为阳性。

12. 热性荨麻疹如何检查

$50 \sim 55℃$ 热圆柱体贴于背部小面积皮肤 30 分钟，若接触部位皮肤产生红肿风团结果为阳性。

第五章

荨麻疹的治疗
——中西医结合综合调理是关键

（一）荨麻疹常规治疗

1. 抗过敏药有哪些

什么是抗敏药？老百姓俗称的"抗过敏药"，其药理作用是抗组胺，即组胺受体拮抗剂类药物。组胺受体为可结合组胺的蛋白质结构，广泛分布于细胞表面，是组胺发挥各种生物学效应的必要途径，例如引起皮肤瘙痒、毛细血管扩张、风团形成等等。

目前认为有 3 种组胺受体。①组胺受体 -1（H_1 受体）主要位于皮肤毛细血管、支气管的细胞表面，白细胞、淋巴细胞表面。H_1 受体被激活后引起皮肤风团；毛细血管扩张，导致皮肤肿胀；支气管痉挛，引起呼吸困难、哮喘；各种白细胞介素、趋化因子的释放，引起炎症。②组胺受体 -2（H_2 受体）主要位于消化道的胃黏膜细胞，少部分位于皮肤毛细血管内皮细胞。H_2 受体激活后胃酸分泌增加，引起反酸、烧心、胃中烧灼感；皮肤小血管扩张，导致皮肤红肿。③组胺受体 -3（H_3 受体）主要分布在中枢神经系统。

抗过敏药与组胺有共同标识，即乙胺基团：$X-CH_2-CH_2-N$。抗过敏药经消化吸收，随着全身的血液循环到达身体各个部位，与细胞表面的组胺受体结合。抗过敏药抢先与组胺受体结合，组胺就不能再与组胺受体结合，则组胺无法引起荨麻疹，这就是抗过敏药发挥作用的原因。抗过敏药物可分为 H_1 受体拮抗剂和 H_2 受体拮抗剂两大类。

1.1 马来酸氯苯那敏——荨麻疹经典用药

马来酸氯苯那敏，商品名为扑尔敏，属于第一代组胺 H_1 受体拮抗剂。

用法计量：成人口服 4mg/ 次，3 次 / 日。小儿口服每日 0.35mg/kg，分 3～4 次。成人肌内注射 5～10mg/ 次，1 次 / 日。

在第一代组胺 H_1 受体拮抗剂中，扑尔敏抗组胺作用较强，药品安全可用于儿童，且其具有明显的镇静及安定作用，可帮助患者睡眠。扑尔敏口服易吸收，3 小时左右起效，可维持 4～6 小时。大家熟悉的维 C 银翘片中也含有微量的扑尔敏。

不良反应：有轻微口干、眩晕、恶心、嗜睡现象。

注意事项：酒后禁止服用。癫痫患者，新生儿、孕妇、哺乳期妇女、膀胱颈梗阻患者、幽门十二指肠梗阻患者禁用，高空作业、机器操作者、司机工作时间禁用。

1.2 富马酸酮替芬片——荨麻疹伴支气管哮喘用药

富马酸酮替芬片属于第一代组胺 H_1 受体拮抗剂。适用于支气管哮喘、过敏性哮喘、荨麻疹。

用法计量：口服成人 $1 \sim 2mg$/次，3 次 / 日。

富马酸酮替芬片具有很强的组胺 H_1 受体拮抗作用和抑制过敏反应介质释放的作用，其抗组胺作用较氯苯那敏强约 10 倍，且长效。富马酸酮替芬片可抑制支气管周围黏膜下肥大细胞、血液中嗜碱性粒细胞释放组胺等物质，产生极强的抗过敏作用，在人体能阻抑 I 型变态反应及 III 型变态反应。

不良反应：主要有嗜睡，尚见有倦怠、胃肠道反应等。在这里要说明一点，虽然很多抗组胺类药物均有不同程度的镇静作用，可导致患者困倦，但富马酸酮替芬片的镇静作用更为强烈，所以嗜睡症状更为明显。

注意事项：服药期间禁止驾驶机、车、船，从事高空作业、机械作业及操作精密仪器，孕妇慎用。

1.3 西替利嗪——孕妇患者的安全用药

盐酸西替利嗪，商品名有仙特明、赛特赞、西可韦、斯特林、比特力、仙利特，属于第二代组胺 H_1 受体拮抗剂。美国食品药品管理局（简称 FDA）将西替利嗪划为孕妇用药较安全的 B 类，故可用于妊娠期妇女。

用法计量：口服 $10mg$/次，1 次 / 日。6 岁以上儿童的口服剂量为 $5mg$，1 次 / 日。

西替利嗪具有长效、高效的抗组胺作用，可阻断身体各部 H_1 受体，抑制血管活性多肽，对在变态反应后期起重要作用的嗜酸性粒细胞有较强的抑制趋化及活化作用，有效地控制速发型变态反应。其疗效显著，口服后吸收迅速，1 小时后作用起效，作用时间持续 24 小时。镇静作用很轻。

不良反应：部分病人有轻微的嗜睡、头痛、头晕，可有轻微的口干或胃肠不适。

注意事项：肾功能不全者用量减半。酒后、司机慎用，高空作业、机器操作者工作时间慎用。

1.4 氯雷他定——"风团"的杀手

氯雷他定，商品名为开瑞坦、克敏能、百为坦，属于第二代组胺 H_1 受体拮抗剂，因其药理作用可以明显减轻"风团"。

用法计量：口服，10mg/ 次，1 次 / 日。儿童大于 2 岁，若体重大于 30kg，药量为 10mg/ 日；若体重小于 30kg，药量为 5mg/ 日。

氯雷他定具有长效、高效的抗组胺作用，其主要代谢产物也具有抗组胺活性。对肥大细胞的抑制有很强的作用，可减轻过敏性炎症反应。口服吸收迅速，1 ~ 2 小时起效，可持续 24 小时以上。止痒作用较强，喷嚏、流涕、鼻痒、眼痒的患者亦有效。由于其很少透过血脑屏障，因此不会产生镇静作用。

不良反应：常见不良反应有乏力、头痛、嗜睡、口干、胃肠道不适（包括恶心、胃炎）以及皮疹等。罕见不良反应有脱发、过敏反应、肝功能异常、心动过速及心悸等。

注意事项：严重的肝功能不全者、小于 2 岁儿童、妊娠期妇女、哺乳期妇女慎用。

1.5 咪唑斯汀——荨麻疹伴有湿疹患者的佳音

咪唑斯汀，商品名为皿治林，属于第二代 H_1 受体拮抗剂。

用法计量：口服 10mg/ 次，1 次 / 日。

咪唑斯汀是一种强效、高选择性的 H_1 受体拮抗剂，具有抗组胺和抗变态反应炎症介质的双重作用，因其双重作用，可抑制过敏反应的速发相及迟发相，对慢性荨麻疹、湿疹、异位性皮炎患者均有作用。咪唑斯汀能抑制组胺引起的血管通透性增强、真皮浅层水肿及支气管痉挛，可抑制肥大细胞脱颗粒及细胞间黏附分子的释放，还可抗血小板活化因子。咪唑斯汀口服吸收迅速，约 1.5 小时起效；起效快，在治疗的第 1 次就可改善荨麻疹的症状；其耐受性也较好，长疗程给药后未发生耐药现象；药物相互作用少，中枢神经系统不良反应少。

不良反应：头痛、乏力、口干、腹泻、消化不良、困倦、低血压、焦虑、抑郁。

注意事项：禁止与咪唑类抗真菌药或大环内酯类抗生素同时使用；晕厥病史、严重的心脏病、心动过缓、心律不齐、心动过速、低血钾、肝功能不全者禁用；儿童、妊娠期妇女、哺乳期妇女慎用。

1.6 依巴斯汀——慢性荨麻疹患者的必备

依巴斯汀，商品名为开思亭，是第二代 H_1 受体拮抗剂。

用法计量：口服 10mg/ 次，1 次／日。

依巴斯汀是一种新型的 H_1 受体拮抗剂，对组胺 H_1 受体的选择性比第 1 代 H_1 受体拮抗剂更高，抗组胺活性更强。口服吸收迅速，4 小时即可有效抑制组胺诱导的风团和红晕反应，且可持续 24 小时。依巴斯汀和它的代谢产物很难透过血脑屏障，因此无镇静作用。

不良反应：偶见口干、胃不适、转氨酶升高。

注意事项：肝功能障碍者慎用。机动车驾驶员、机器操作者工作时间慎用。

1.7 地氯雷他定——氯雷他定升级版

地氯雷他定，商品名为芙必叮、恩理思，是第三代 H_1 受体拮抗剂。

用法计量：口服 5mg/ 次，1 次／日。

地氯雷他定是氯雷他定主要代谢的活性产物，具有强效、长效的抗组胺作用，还有较强的抗炎作用，较氯雷他定有优越的心血管安全性。虽口服剂量为氯雷他定剂量的 50%，但药效是氯雷他定的 10 ~ 20 倍，作用时间较氯雷他定持久。不易通过血脑屏障，故极少有中枢镇静作用。

不良反应：偶有疲倦、头痛和口干等。

注意事项：肝损伤、膀胱颈阻塞、尿道张力过强、前列腺肥大、青光眼患者慎用。12 岁以下儿童，哺乳期妇女和妊娠期妇女也应慎用。

1.8 左旋西替利嗪——盐酸西替利嗪升级版

左旋西替利嗪，商品名为优泽、迪皿，是第三代 H_1 受体拮抗剂。

用法计量：口服 5mg/ 次，1 次 / 日。

左旋西替利嗪，是西替利嗪的 R- 异构体，对 H_1 受体的亲和力是西替利嗪的 2 倍，口服吸收迅速，起效更快，效应强而持久，不良反应发生率更低。较西替利嗪无镇静、嗜睡等中枢神经系统不良反应。可用于妊娠期和哺乳期妇女，临床可用于 6 岁以上儿童。

不良反应：偶有疲倦、嗜睡、头痛和口干等，少见乏力、腹痛。

注意事项：肾病综合征晚期患者、半乳糖不耐受症患者、原发性乳糖酶缺乏患者禁用。

2. 其他药物如何发挥作用

2.1 维生素——治疗荨麻疹无负担

伴随着经济的发展，生活品质的提升，越来越多的人关心健康与养生知识。经常可以听到家长教育挑食的孩子们："要多吃蔬菜、水果，因为水果、蔬菜中含有充足的维生素。"那么又有多少家长真正了解维生素呢？到底什么才是维生素呢？

维生素在体内含量非常少，但却是维持生命所必需的物质，具体作用是参与机体的催化反应，充当催化剂的角色。维生素为一类物质的统称，家族庞大，由几十种物质构成，如大家熟知的维生素 A、维生素 C、维生素 E 等，那么哪些维生素可以应用于荨麻疹的治疗呢？

维生素 B_{12} 是含有钴元素的维生素，且是唯一一个含有金属元素的维生素，由自然界中的微生物合成。肌内注射 0.25～0.5mg/日，对慢性荨麻疹有效。

维生素 E 具有抗氧化作用，被越来越多的女性所青睐。有文献报道，一部分女性月经周期紊乱，雌激素水平偏低，容易出现"月经疹"，即荨麻疹。而维生素 E 可使女性体内雌激素含量升高，因此长期口服维生素 E 对与月经周期相关的荨麻疹有效果。

2.2 肾上腺素——危急时刻的救命稻草

严重的急性荨麻疹伴有喉头水肿及过敏性休克时应用抗组胺类药物将会延误病情，甚至会危及生命，导致死亡。肾上腺素为抢救用药，能使心肌收缩力加强，促使皮肤、黏膜、内脏血管收缩，减轻喉头水肿，对抗过敏性休克和抗过敏作用。

用法计量：0.1% 肾上腺素 0.5～1mL 皮下注射，特别严重者 30 分钟后再注射 0.5mL。

2.3 抗生素——感染性荨麻疹的特效药

前面介绍过引起青少年急性荨麻疹原因，其中排在首位的是感染，感染包括细菌感染、病毒感染及真菌感染，抗生素只对细菌感染引起的荨麻疹有效。根据细菌种类不同，需应用不同的抗生素。但这些需交由医生完成，患者可以做到的是寻找可疑的感染源，使医生可以更好地了解病情，从而选择最适合药物。

2.4 复方甘草酸苷——慢性荨麻疹的佳选

复方甘草酸苷为 0.2% 甘草酸、2.0% 甘氨酸和 0.1% 蛋氨酸等组成的复合物，主要成分甘草酸具有抗炎、抗病毒、抗变态反应、免疫调节和类激素样作用，临床用于多种疾病的治疗，如急性荨麻疹、过敏性紫癜、斑秃病、病毒性疾病等。

使用方法：复方甘草酸苷注射液成人通常 1 日 1 次，5～20mL 静脉注射，可依年龄、症状适当增减。

复方甘草酸苷胶囊成人通常 1 次 2～3 粒，小儿 1 次 1 粒，1 日 3 次，饭后口服。

复方甘草酸苷具有肾上腺皮质激素的作用，能显著增强和延长可地松的效果。该药对皮肤的抗炎、抗过敏机制可能与其抑制毛细血管通透性、对抗组织胺和降低细胞对刺激的反应等多方面作用有关。临床应用发现，复方甘草酸苷与抗组胺药联合治疗慢性荨麻疹的疗效要明显优于单用抗组胺药物，而且不良反应少，使用方便，故慢性荨麻疹在常规治疗时加用复方甘草酸苷是一种较好的选择方法。

3. 什么是脱敏治疗

脱敏疗法是将生活中常见的过敏原制成浸出液，然后将其以逐渐递增的剂量和浓度给患者进行皮下注射的一种疗法。通过反复给此病患者注射这种浸出液，可以促使机体产生相应抗体，从而达到改变患者体内免疫系统反应性的目的。荨麻疹患者使用此法进行治疗的时间很长，一般为2～3年，但最终的疗效相当理想。经过有效的脱敏治疗后，当患者再次接触致敏物时就可以避免发病或发病的症状大大减轻。因此，病情较重或发作频繁的荨麻疹患者应及早进行脱敏治疗，以便更好地控制病情。

在脱敏治疗前，要先通过皮肤点刺试验等寻找过敏原，以选择相应的过敏原进行脱敏治疗。医生会按照从小剂量到大剂量，从低浓度到高浓度的规律，每隔一段时间为患者注射一次脱敏液。一般来说，注射脱敏液的次数会从每周注射2次开始，逐渐减为每周注射1次、每2周注射1次、每3周注射1次、每月注射1次。此后，患者按照每月注射1次的频率进行2～3年的维持性治疗，以免前功尽弃。在进行维持性治疗期间，患者的病情若连续2年没有发作，可考虑停止进行脱敏治疗。

4. 生物共振治疗荨麻疹的原理是什么

"生物共振脱敏双向疗法"是针对荨麻疹研发的一种独特疗法，将生物信息转为磁频信息形式，穿透人体组织器官及每个细胞，起到调节器官功能、疏通经络、排除障碍等重要作用。此法对久治不愈的慢性顽固性荨麻疹具有很明显的疗效，从根本为患者的治疗带来了健康的福音。其原理简单来说就是通过物理手段中和、抵消患者体内的病理性电磁波，从而对疾病实施干预和治疗，让机体恢复正常，最终达到治疗的目的。

方法：①准确检测致敏病原。通过微电脑技术，有效检出致敏因素的"记忆码"，通过生物共振手段把这种具有病理因素的波形信号进行颠倒、转换、放大，变成新的非病理因素波形，再输入人体，用它抵消原有的"记忆码"。

②中和致敏病源波。对生物共振治疗系统获得的人体内生物共振信号进行镜像处理，并做适当的放大后输入到人体，对人体已存在的易致敏源物质波进行中和或抵消，这时的波形，由"致病"变成"治病"，达到深层治疗荨麻疹的目的。

③干预病灶提高机体免疫力。利用生物共振治疗系统，运用病理性电磁波的逆转波来抵消病理波，实施干预，迫使干扰波趋于正常，提高机体免疫能力，从而达到治疗目的。

（二）中医学"抗敏"妙招

1. 风热犯表型荨麻疹如何治疗

在治法上主要以辛凉解表，疏风清热为原则，就是说应用辛凉的药物把郁闭在体表的风热邪气清除。

选用消风散加减。消风散中药物有荆芥 10g，防风 10g，苦参 10g，当归 10g，苍术 10g，石膏^{先煎}20g，知母 10g，生地黄 10g，木通 10g，生甘草 6g，胡麻仁 10g，蝉蜕 6g，僵蚕 10g，白蒺藜 10g，牛蒡子 10g。

本方中荆芥、防风疏风解表，苦参燥湿止痒，当归养血活血。苍术、石膏、知母、木通、生甘草清热，使外来热邪或体内生成的火邪得以清除。胡麻仁、当归养血润燥，配合生地黄滋阴，可有效防止风邪并热邪伤及人体阴液。蝉蜕、僵蚕、白蒺藜、牛蒡子消风透疹而止痒，有效地控制荨麻疹瘙痒的问题。综合来看，全方刚中具柔、动中有静，为治疗荨麻疹的有效方剂。

如果咽痛明显，可加板蓝根 10g，桔梗 10g，或蒲公英 10g，紫花地丁 10g，半边莲 10g；如果伴有严重的便秘，可加生大黄^{后下}3g；若风团反复发作，且不是因劳累活动、天热及穿衣过暖和、服用发散药物等因素影响，而是自然汗出增多，可以加炒白术 10g，黄芪 10g；若风团色鲜红，伴有灼热感，可以加牡丹皮 10g，赤芍 15g；若平时总觉口渴，可加玄参 15g，天花粉 15g；若荨麻疹瘙痒剧烈，使人心情烦躁，可以加刺蒺藜 10g，珍珠母 30g；如果影响到了睡眠，那么可以适量加磁石 10g，龙骨^{先煎}30g；如果荨麻疹风热之邪夹有湿邪，那么加上黄柏 10g，茯苓 20g，可以收到比较好的治疗效果。

2. 风寒束表型荨麻疹如何治疗

在治法上以疏风散寒止痒为原则，就是说应用辛温发散，疏风的药物，将体表郁闭的风寒邪气清除。

选用麻黄桂枝各半汤加减。主要药物有麻黄 6g，桂枝 10g，黄芪 10g，白术 10g，防风 10g，甘草 10g，生姜 10g，大枣 10g。

方中麻黄宣肺解表，桂枝温阳解表，防风走表而祛风邪，三味药使邪气外散。黄芪益气固表，白术健脾益气，在驱邪的同时固护人体正气。甘草调和诸药且能够制约麻黄、桂枝以防发汗太过。生姜、大枣入药为引，姜枣相配，二者共用能够达到补脾和胃、调和营卫的功效，使药物更好地消化吸收、直达病所。

如果容易出汗，身上的疹点着风即起，那么原方要去麻黄，加龙骨^{先煎}30g，牡蛎^{先煎}30g，麻黄根 10g；若大便秘结，常常多日才大便一次，可加生大黄^{后下}6g；若瘙痒剧烈，可加白鲜皮 10g，僵蚕 10g，浮萍 10g 等；若出汗特别多，可加浮小麦 10g，煅龙骨^{先煎}30g，煅牡蛎^{先煎}30g，五味子 10g。

3. 血虚风燥型荨麻疹如何治疗

在治法上以养血祛风，滋阴润燥为原则。血虚风燥型荨麻疹起因为体内血液亏虚，内生风邪，所以要用滋阴润燥的药物，去除体内多余的燥邪，同时加用养血药物，滋补血液，从根本上治疗荨麻疹。

选用养血定风汤加减。主要药物有生地黄 10g，熟地黄 10g，当归 10g，白芍 10g，川芎 10g，黄芪 10g，何首乌 10g，白蒺藜 10g，生甘草 10g，白鲜皮 15g，地肤子 15g，荆芥 10g，防风 10g。

因风邪日久在体内流窜可伤及人体的阴液，故用生地黄、熟地黄，不仅能能解除血分热毒，而且可以滋阴养液。荆芥、防风走一身之表而疏散风邪，川芎祛血中之风，三味中药使风邪在人体中无处藏匿。当归补血兼能活血，白芍活血和营，黄芪固表益气，从气血方面着手，在驱邪的同时照顾到血虚的问题。白蒺藜、地肤子、白鲜皮，祛风邪的同时可以有很好的止痒效果。甘草温中、通经脉、和百药。何首乌具有补肝肾、益精血、强筋骨、乌发、安神的作用，一直被认为是补肝肾的良药，但需注意的是，长时间、大剂量应用何首乌可损伤肝肾，所以患者最好在医生指导下应用。

如果心烦易怒、胸胁胀满，可加沙参 10g，枸杞子 10g，川楝子 10g；若失眠或睡眠不实，可加何首乌 10g，合欢皮 15g，酸枣仁 20g，茯神 20g；若女性伴有月经不调、痛经，舌有紫色瘀点，可加丹参 10g，益母草 10g，桃仁 10g，红花 10g；如果风团顽固，不易消退，可加蜈蚣 10g，全蝎 6g。

4. 脾胃湿热型荨麻疹如何治疗

治法上以清热化湿，健脾和胃为原则，就是说要把体内由于脾胃不调产生的多余的火气和湿气排除，恢复脾胃的协调功能。

选用除湿胃苓汤加减。主要药物有苍术 10g，厚朴 10g，陈皮 10g，甘草 10g，猪苓 10g，泽泻 10g，白术 10g，茯苓 10g，栀子 10g，防风 10g。

本方可见两个小方子，用平胃散燥湿运脾，宣畅气机，清中焦之湿，用五苓散利水渗湿，引水下行，清下焦之湿。三焦，是上、中、下三焦的合称，对应人体上、中、下三个区域，横膈以上的内脏器官为上焦，包括心、肺；横膈以下至脐的内脏器官为中焦，包括脾、胃、肝、胆等内脏；脐以下的内脏器官为下焦，包括肾、大肠、小肠、膀胱。因为湿性重浊，所以脾胃湿热时应注意清利中下焦的湿热。方中苍术、厚朴、陈皮、白术，清热燥湿，可以帮助中焦的运化；猪苓、泽泻、茯苓，清利下焦湿热；栀子清热解毒利湿，利三焦湿热，防风祛风止痒；甘草调和诸药。诸药合用，达湿除风散热消而风团消退的目的。

如果伴有多日不大便等便秘的表现，可加大黄[后下]6g；若腹痛、恶心明显，可适量加砂仁[后下]10g，制半夏[先煎]6～9g；若风团较多，伴有瘙痒，宜加白鲜皮 15g，地肤子 15g；如果大便不爽，有排不尽感，可以加山楂炭 10g，槟榔 10g，枳实 10g，防风 10g。

5. 肠胃湿热型荨麻疹如何治疗

治法上以疏风解表，通腑泻热为原则。荨麻疹多由风邪引起，而此类型又加以肠胃湿热，所以应用驱散风邪的药物，去除风邪，为治标，应用清热泻火的药物，去除肠道内的热邪，为治本。

选择防风通圣散合茵陈蒿汤加减，主要药物有防风 10g，连翘 10g，荆芥 10g，薄荷^{后下}10g，生石膏^{先煎}20g，白鲜皮 15g，苦参 10g，蝉蜕 6g，茵陈 10g，栀子 10g，大黄^{后下}6g。

方中连翘、防风、荆芥、薄荷清热通下以泻实火，生石膏清气分热。白鲜皮、苦参、蝉蜕祛风止痒、清热解毒。茵陈清利湿热，栀子清泻三焦湿热，大黄通腑泻热，三药相合，清利降泄，具有通腑泻热、清热利湿的功效。

如果多日不大便，大便燥结，那么方中制大黄应该改用生大黄^{后下}6g，再加枳实 10g；若大便稀，可以去大黄，加薏苡仁 15g；若伴有恶心呕吐，宜加半夏^{先煎}6 ~ 9g，茯苓 20g，竹茹 10g；如果肠道中有寄生虫，可以加乌梅 10g，使君子 10g，槟榔 10g；若腹痛，则可加香附 10g，小茴香 10g，青皮 10g，木香 10g；若腹胀明显，可加炒神曲 10g，山楂 10g，麦芽 10g，枳实 10g。

6. 热毒燔营型荨麻疹如何治疗

治法上以清热解毒，凉血护阴为原则。就是说要将侵犯入营的热毒清除，再配合凉血养阴的药物防止营阴耗伤。

选用清瘟败毒饮加减。主要药物有黄连 15g，黄芩 15g，栀子 15g，生石膏 30g，知母 15～20g，水牛角片 15g 或羚羊角粉 2～4 支，生地黄 10g，牡丹皮 15g，赤芍 15g，连翘 15g，玄参 15～20g，桔梗 10g，竹叶 10g。

荨麻疹伴有高热，甚至抽搐等症状时，首要任务为清热，使体温恢复正常。方中重用石膏、知母取白虎汤之意，走气分，清热保津；黄连、黄芩、栀子通泻三焦火热；水牛角、生地黄、赤芍、牡丹皮入血分，凉血散瘀，再配连翘、玄参"解散浮游之火"；桔梗"载药上行"，竹叶引热邪从小便而解。诸药相合，共收清热解毒、凉血泻火之功。

如果发热、口干口渴明显，可加麦冬 10g；若口舌生疮、小便少，可加竹叶 10g；若咽喉肿痛明显，可加蒲公英 15g，拳参 15g；若低热、手足心热、午后潮热、盗汗、口燥咽干、心烦失眠、头晕耳鸣，可加糯稻根 10g，石斛 10g，何首乌 10g；若伴有便秘，可加大黄^{后下}6g，火麻仁 10g，川朴 10g 等。

7. 虫积伤脾型荨麻疹如何治疗

治法上以驱虫健脾，消食化滞为原则。由于食物不卫生，使寄生虫进入人体消化道，久而久之可能影响脾胃的运化，最后导致脾胃湿热，引起荨麻疹。所以治疗荨麻疹首先应驱虫，将寄生虫消灭并排出体外，去除诱因，加用健脾消食等药物祛湿清热。

选用化虫丸合保和丸加减。主要药物有使君子 15g，槟榔 10g，苦楝根皮 10g，连翘 10g，茯苓 9～10g，山楂 15～18g，神曲 10g，莱菔子 10g，半夏 6 ~ 9g，陈皮 10g，甘草 10g。

由寄生虫引起的荨麻疹首要任务是要杀虫。方中使君子、苦楝根皮驱虫杀虫；槟榔消积导滞，既可下气通便，促进虫体排出，还可行气而治腹痛；山楂酸温，善消肉食，神曲辛温，善消酒食，莱菔子辛甘，善消面食，三药合用，可清除因寄生虫导致的腹部胀满、大便干燥或酸臭、矢气臭秽、打嗝伴有酸腐味、肚腹胀热等表现；伤食则脾不健运，中湿不化，故以茯苓健脾化湿；久郁则生热，故以连翘散结清热；半夏、陈皮和胃健脾，调中理气；甘草调和诸药。诸药合用，共奏消食导滞、调胃和中之功。

8. 卫气不固型荨麻疹如何治疗

治法上以益气健脾，祛风固表为原则，就是说应增加身体抵御外邪的能力，同时将已经侵入身体的邪气驱逐出去，恢复身体的营卫平衡。

选用桂枝汤加减。主要药物有桂枝 9 ~ 12g，芍药 10g，生姜 6g，甘草 10g，大枣 6g，当归 15g，生地黄 10g，何首乌 15g。

中药治疗疾病如打仗一般要讲究兵法，攻打邪气的同时要保护自身内部的正气。方中桂枝得生姜之力攘之于外，芍药得甘草、大枣安之于内，再用当归、生地黄、何首乌加大养血保护正气的力量。以上几味药合用，具有调节机体阴阳平衡，使营卫协调的功效。

如果瘙痒剧烈，可以加地龙 10g，蝉蜕 6g 等虫类药物；若瘙痒程度不重，但持续时间长，可加白芷 10g，刺蒺藜 10g；若荨麻疹反复发作，加熟附片 6～9g，乌梅 10g，五味子 10g；若平时无运动状态下仍出汗多，可加浮小麦 10g，麻黄根 10g；若面色苍白，或伴有贫血，可加熟地黄 10g，当归 10g，川芎 10g；若平时心烦，易咽痛，可加黄芩 10g，苦参 10g。

9. 冲任失调型荨麻疹如何治疗

治法上以调摄冲任，活血祛风为原则，就是说首先要使冲任恢复平衡，月经的周期、量、色、质正常，同时将邪气驱逐出体外。

选用桃红四物汤加减。主要药物有桃仁 10g，红花 10g，当归 15g，生地黄 10g，赤芍 15g，川芎 15g，僵蚕 10g，蝉蜕 10g。

女性患者荨麻疹与月经周期有关，应从活血养血方面开始着手。方中桃仁、红花、川芎、赤芍活血化瘀以通络除痹；当归、生地黄养血活血以祛瘀生新；加入僵蚕、蝉蜕以通经络，祛风邪。

如果体虚乏力、头晕，可加党参 10g，黄芪 10g，茯苓 10g，白术 10g；若腰膝酸软、月经量少，加熟地黄 10g，阿胶^{烊化} 10g，杜仲 10g；若月经过多，去桃仁、红花，加炮黑姜 10g，乌药 10g；若胸乳发胀，不可触碰，可加蒲黄^{包煎} 10g，五灵脂^{包煎} 10g；若经期腹痛严重，可加金铃子 10g，延胡索 10g。

10. 肝气郁结型荨麻疹如何治疗

治法上以疏肝解郁，清热祛风为原则，就是说要使肝气条达，周身的气机舒畅，以治疗其本，再清解由于气机郁滞产生的热邪，将体内邪气驱逐出体外，以治疗其标。

选用丹栀逍遥散加减。主要药物有牡丹皮 15g，栀子 15g，赤芍 15g，白芍 15g，柴胡 15g，蝉蜕 10g，白蒺藜 10g，浮萍 10g，地骨皮 15g，防风 15g，白鲜皮 15～20g，地肤子 15～20g，僵蚕 10g。方中柴胡、白芍疏肝养血；牡丹皮、栀子清解肝热；蝉蜕、白蒺藜二药均入肝经且息风疏风，白蒺藜内可平肝风，外可散风邪，蝉蜕犹能散风清热，兼可平肝止痉；浮萍透达表里，散风清热消肿；赤芍、地骨皮清热凉血；防风、白鲜皮、地肤子清热疏风，除湿止痒，僵蚕平肝息风。诸药同用共奏疏肝清热凉血，息风散风之效。

口干、口渴者，可加生地黄 15g，北沙参 10g。

11. 阳虚兼湿热型荨麻疹如何治疗

治法上以温补阳气，清热化湿为原则，就是说首先应增加身体的阳气，以抵御外邪的入侵，同时将体内由于阳气不足所产生的湿邪祛除。

选用黄芪桂枝五物汤加减。主要药物有黄芪 15g，桂枝 10g，附子 10g，麻黄 6g，苍术 15g，蝉蜕 10g，白鲜皮 15～20g，苦参 10g，藿香 15g，佩兰 15g，徐长卿 15g，当归 15g，全蝎 10g，炙甘草 10g，生姜 6g，大枣 6g。

方中黄芪益气固表，托邪外出；桂枝和营通阳；附子大辛、大热，具有温阳除湿壮火之功；生姜温中散寒；黄芪、桂枝、附子、生姜四药合用则益气温阳，走而不守，通达周身，既温补了阳气，又不会使阳气分散不均，导致局部"上火"；麻黄祛风固表，苍术健脾燥湿，二药合用偏行于表，使风湿邪气远离体表；蝉蜕、徐长卿祛风止痒，苦参、白鲜皮清热化湿止痒，藿香、佩兰利湿祛邪；全蝎搜风通络，善于"疗诸风隐疹"，虫类药物的应用可以加大止痒、祛风邪的力度；佐以当归补血活血，与黄芪配伍，补血之力更胜，以防驱邪药物过多的应用耗伤人体的阴液；炙甘草益气而调和诸药；大枣甘温，养血益气。诸药合用，共奏益气温阳、散寒祛风止痒之功。

如果兼有面色萎黄、眩晕、心悸、失眠等症状，加制首乌10g；若兼有眼干、口干、皮肤干燥等症状，则去麻黄，加乌梅10g，麦冬10g。

（三）单枪匹马——单味中药抗荨麻疹战绩

1.柴胡——抗敏之王

大家对柴胡了解最多的大概就是小柴胡汤了，的确柴胡具有解表退热的作用，治疗外邪侵袭引起的感冒具有很好的效果。除此之外，柴胡还具有疏肝解郁、升举阳气的功效。

在平日应诊的过程中我们观察到，胆碱能性荨麻疹患者皮疹的颜色多为红色，而且多数人有情绪抑郁、弦脉等表现，有的患者容易出现恼怒、焦虑、抑郁等情绪波动，还有些患者遇热后皮疹加重，这些都属于肝郁表热证范畴。因此在治疗胆碱能性荨麻疹时我们经常以疏郁、清热、解表为原则，而柴胡则因其疏肝、和解、清热的功效，能够很好地达到治疗目的，这也是药对其证的结果。日本汉方医也以含有柴胡的小柴胡汤、柴朴汤、柴胡桂枝汤等治疗过敏性皮肤病。

现代药理学研究表明，柴胡注射液对荨麻疹，尤其是对胆碱能性荨麻疹有显著疗效。这主要归功于柴胡中的主要成分柴胡皂苷，它能在人体中与免疫分子及细胞等相互作用，其中包括抗组胺作用，从而明显地抑制机体的过敏反应，所以柴胡用于治疗过敏性皮肤病比较合适，例如在临床上治疗过敏性疾病常用的方剂过敏煎，就是以柴胡为主药。

2. 乌梅——脱敏之冠

提起乌梅，就不得不提及一个成语——望梅止渴。关于这个成语有一个典故，讲的是曹操带领大部队行军途中，很久都找不到水源，士兵们口很渴，不想再前进了。于是曹操对士兵们说不远处有一片梅子林，果实非常丰富，又酸又甜，可以解渴，士兵听后，嘴里都流出了口水，曹操利用这个机会就把士兵们带领到前方有水源的地方。

乌梅在《神农本草经》中有记载："味酸，平，主下气，除热烦满，安蛔，肢体痛，偏枯不仁，死肌，去青黑志，恶疾。"道出了乌梅的性味归经以及主要功效。乌梅资源相当丰富，是药食同源的中药材，它的制剂在医疗领域也有广泛的应用。从中医传统的药味功效上讲，乌梅的作用主要为滋阴、收敛、固涩，可以止咳、止痒、止血、止泻。

目前运用现代科技手段对乌梅的药理作用也进行了许多研

究。有人用乌梅煎剂治疗动物的过敏性休克，发现乌梅能够中和侵入体内的过敏原，使造成过敏反应的过敏原数量降低，从而起到明显的抗过敏功效。除此之外，乌梅还可通过其他复杂的分子方式抗过敏，在此不予赘述。乌梅也是中医方剂过敏煎的主力军，因此，脱敏是乌梅在治疗荨麻疹上的一个重要的作用，堪称脱敏之冠。

3. 防风——治风之通用药

防风为皮肤科常用药之一，防者，御也，防风意为抵御风邪。中医的理论是建立在实践基础上，中药亦是如此，祖先们发现防风对治疗风邪侵入的疾病有很好的疗效，所以为此草药取名防风。原文见于明代李时珍的药学著作《本草纲目》中："防风，御也，其功疗风最要，故名。"防风又称屏风，古人寄希望于此药可如屏风一般将外来风邪均抵挡在外，保护人体免受侵袭。

我们在前文中提过因为荨麻疹的表现如自然界中的风一般来去自由、没有规律、难以捉摸，所以荨麻疹与风邪关系密切。防风具有祛风解表、胜湿止痛、止痉的作用，因其祛风作用突出，各代医家均认为防风为"治风通用之药""治风之润剂"，可以说防风专治因风邪引起的疾病。中药学将药物归为辛、甘、酸、苦、咸，其中辛者，能散、能行，即辛味药具有发散、行气行血的作用。防风这个药味道辛辣，能将体内的风邪随着药物作用发散于体外，起到抵御风邪的作用。

防风与荆芥、薄荷、蝉蜕等具有祛风透疹疗效的药物一起应用，可增强透发皮疹的作用，用于治疗皮疹初期透发不畅。在治疗瘙痒严重的皮肤病上，防风也为首选药。如风邪重者，常配白鲜皮、刺蒺藜等，以增强防风祛风的作用；以身体酸重、便溏、舌苔腻等湿邪表现为主者，常用防风配地肤子、苍术，以祛风利湿止痒；治疗皮疹颜色鲜红、舌质红等血热甚者，配生地黄、牡丹皮、赤芍等，以凉血、祛风、止痒。

现代药理研究表明防风具有抗过敏作用。除此之外，新鲜的防风汁对金黄色葡萄球菌、绿脓杆菌等细菌均有抑制作用。前文提过荨麻疹可以由细菌感染引起，且儿童的荨麻疹多与感染有关，为防风治疗荨麻疹提供了现代研究依据。

4. 荆芥——受风后荨麻疹的克星

荆芥同防风一样可祛风解表，不同点在于荆芥还可宣毒透疹、散瘀止血。前文提及，防风祛风效果明显，为"治风之通用药"，而荆芥与防风配伍可增强防风祛风作用，使风邪更快速地从体内消失。不仅如此，荆芥质轻，透散能力强，可以宣散体内毒邪，加速风团消失的速度。

现代研究表明：荆芥中的主要药用成分挥发油，能够有效减轻大鼠炎性病变，荆芥中的酯类成分具有显著的抗急性炎症作用，荆芥对荨麻疹发病机制中的组胺释放、乙酰胆碱的作用以及毛细血管通透性增加均有一定的抑制作用，以上共同作用达到治疗的目的。

5. 黄芪——人工性荨麻疹的首选

随着中医养生学内容的普及，读者们对于黄芪肯定不会陌生，大家说话说多了，或者是日常生活中觉得疲惫了，总喜欢泡一些黄芪代茶饮，或者用黄芪炖锅鸡汤来补气。确实，黄芪对于气虚的患者十分有效。可是您知道吗，黄芪也是治疗人工性荨麻疹的首选。

人工性荨麻疹表现为人为搔抓损伤后皮肤红肿，中医学认为此症状发生的原因为腠理不固，营卫不合。黄芪有诸多功效，如补气健脾、升举清阳、固表止汗、托毒排脓、利水消肿、去腐生肌，以上所有的功效都是建立在补气的基础上，所以黄芪又有"补气诸药之最"的美称。黄芪通过其补气的功力，使得肌肤气血充足，增强血液流通速度，达到经络通畅的效果。

以实验为基础的现代药理学研究也证实，黄芪对超敏反应起作用，且对机体免疫功能还有良好的调节作用。通过药物方法建立大鼠过敏模型，对大鼠应用黄芪水煎剂灌服，其后观察到黄芪可明显减轻大鼠皮肤组织肥大细胞脱颗粒作用，意味着黄芪具有稳定肥大细胞的作用，发挥抗 I 型超敏反应的作用，证实黄芪治疗荨麻疹有效。

6. 白芍——免疫"调控师"

说明白芍的药效之前，要先了解一下赤芍与白芍的渊源。赤芍、白芍均为双子叶植物药毛茛科植物芍药的根，不同之处在于白芍为栽培种，取其根去皮，蒸煮后晒干而成，而赤芍则为野生种，取其根直接晒干。赤芍与白芍在《神农本草经》中不分家，统称芍药，直到唐末宋初才有所区分。古文中对赤芍、白芍的功效区分也有所记载"白补赤泻，白收赤散"，意思是白芍更偏重于补益、收敛的作用，而赤芍针对泻火、散邪更有优势。

白芍在中药学中具有养血敛阴、柔肝止痛、养阴平肝的功效。前文提到过气血津液理论，认为人体阴血不足，血脉空虚，易招风邪。中国有一成语，叫"空穴来风"，原意是有了洞穴、空隙才会进风，此原理放在人体中仍然适用，血脉充盈，则风邪无处藏匿，只有当阴血不足时，才会给风邪可乘之机。白芍具有养血作用，通过填补阴血，可有效压制风邪势头，从而治疗荨麻疹。

白芍总苷是从中药白芍中提取出的一组糖苷类物质，具有调节机体免疫系统、抗炎、耐缺氧、保肝等作用，在多个环节影响细胞免疫、体液免疫。有人还发现白芍总苷对小鼠细胞免疫具有双向调节作用，且不良反应小，安全范围大，毒性低。若人体是座城池，那么免疫系统就是人体的士兵，保卫城池的安全。如果士兵过于弱小，或数量过于少，那么敌人来袭时，由于战斗能力不强，导致城池会失守，大权旁落，表现为邪气盛正气衰的外感性疾病；如果士兵过于强大，或无组织无纪律，那么容易起内讧，侵扰城池中其他百姓，引发内乱，社会秩序彻底被打乱，表现为自身免疫性疾病。白芍总苷进入人体后会充当将领，将士兵数量控制在最佳数目，既可以抵御外敌，又可以管理士兵，即起到双向调节作用。

7. 赤芍——红色风团的克星

虽然赤芍与白芍同属双子叶植物药毛茛科的根，血缘关系近，但是龙生九子各有不同，赤芍与白芍在药效上有很大的差别，白芍更偏重于养血、敛阴、柔肝，赤芍则善走血分，能清热、凉血、散瘀。

赤芍多用于温病热入营血、斑疹紫暗。若热邪来势汹汹，病情发展迅速，机体来不及反应，表现为风团较一般荨麻疹颜色更红，遍布全身，严重者可见出血性皮疹，伴随症状可有高热、心烦、口渴喜冷饮、咽部肿痛难忍、面红目赤、大便秘结。此证按卫气营血辨证为血分证，为赤芍的适应证，赤芍可通过其清热凉血、散瘀消斑的作用来达到治疗红色风团的目的。

现代药理研究表明：赤芍中的药用成分大多为单萜类成分，有芍药甙、芍药内酯甙、氧化芍药甙等，具有改善微循环等作用，芍药苷和芍药醇可改善过敏炎症反应。这些作用为赤芍治疗红色风团提供了免疫学的理论依据。

8. 白鲜皮——止痒先锋

白鲜皮向内可达关节，向外可行于肌肤之间，是治疗皮肤病之要药，尤其针对瘙痒这一症状效果甚佳。白鲜皮为芸香科白鲜的根皮，中医认为植物的树皮或根皮与人类的皮肤相似，所以用植物的皮来治疗皮肤病再适合不过。《神农本草经》及《本草纲目》中均对白鲜皮有记载，说明白鲜皮的应用由来已久。

我们已经知道，荨麻疹等瘙痒性疾病与风邪密切相关，且风团颜色鲜红而有灼热感的类型与热邪密切相关。所以若荨麻疹表现为大片斑片、颜色鲜红、灼热瘙痒，用白鲜皮再合适不过，因为白鲜皮具有清热解毒，祛风止痒之效。白鲜皮为植物的根皮，本就适合治疗皮肤上的疾病，加之用其祛风止痒的功效对抗风邪，用其清热解毒的功效治疗热邪，用白鲜皮治疗风热邪气引起的荨麻疹，可以说就如神箭手射箭一般，百发百中。

为了证实白鲜皮的抗过敏作用，有人用小鼠作为实验对象。将药物涂抹于小鼠的耳部，使其过敏、肿胀，再用新鲜的白鲜皮涂抹于红肿的耳部，发现白鲜皮可以有效地改善小鼠耳朵肿胀的症状，并使小鼠耳部毛细血管的通透性降低。毛细血管并不像日常生活中的管道一般密封性好，有很多非常细小的孔隙，这些空隙保证了血液与组织液进行物质交换，但是如果空隙太大了，则许多物质将会跑到组织中，引起水肿。白鲜皮可以将这些孔隙缩小，降低小鼠毛细血管通透性，进而抑制炎症反应，宏观表现为小鼠耳部肿胀症状减轻。所以白鲜皮不管外用还是口服，均对荨麻疹有效。

9. 苦参——荡涤湿火

大家都知道"哑巴吃黄连，有苦说不出"，黄连确实非常苦，但是有一味药比黄连更苦，那就是苦参。俗话说"良药苦口利于病"，苦参就非常符合这一说法。

苦参作为中药的历史悠久，秦汉时期的《神农本草经》中就有记载。它有清热解毒、祛风燥湿、杀虫止痒、安五脏、轻身定志之功，与防风、蝉蜕、荆芥等药物配合使用，可以治疗风疹瘙痒，如消风散中就有苦参。

现代研究表明苦参有抗炎、抗过敏、免疫调节等功效。苦参素是苦参中提取的生物碱。实验研究表明，苦参素对变态反应有明显抑制作用，它能够有效抑制引起荨麻疹发病的血清 IgE 及组胺的释放，具有与荨麻疹重症时使用的糖皮质激素相类似的抗炎、抗过敏作用。另有研究表明，苦参素对免疫系统具有双向调节作用，以免疫抑制为主。

10. 川芎——对抗组胺的圣斗士

川芎是入血之药，有活血行气、祛风止痛的功效。诚如明·张景岳所著《景岳全书》中提到，川芎为"气中之血药"。又有清·黄凯钧在《药笼小品》中有川芎为"血中气药，升阳开郁，上行头目，下行血海，止痛调经"的论述，且后世医家多同意此说法。临床中发现荨麻疹的发生多与工作压力大、情绪不畅、饮食不良、睡眠不足等因素相关，总结其核心病机为肝郁脾虚，因此常用川芎配合柴胡、白芍、香附等药物来疏肝行气、活血祛风。

读者可能会疑惑，荨麻疹不是由风邪引起的吗，为什么要应用川芎这样具有活血作用的药物？在这里要介绍一下由明·李中梓在《医宗必读》中提出的"治风先治血，血行风自灭"理论。此理论原应用于治疗因风邪引起的行痹，表现为肌肉、筋骨、关节等游走性疼痛，或酸痛、麻木、重着、伸屈不利。因应用此理论治疗行痹具有很好的疗效，故古人考虑可否将这一理论加以推广，即治疗一切风邪引起的疾病都可应用从血论治这一思路，通过补血、养血、活血促使气血流通，使风邪随着血液运动而驱除。由此许多医家开始应用川芎、当归、芍药、丹参等药物治疗由风邪引起的各类疾病，包括皮肤病。

不同于其他补血、活血药物，川芎自身便兼具活血、祛风双重功效，所以治疗荨麻疹再合适不过了。且现代药理研究表明，川芎所含的阿魏酸具有抑制巨噬细胞活化、拮抗组胺、降低血管通透性等广泛药理作用，可以有效治疗荨麻疹。

11. 当归——血虚风燥型荨麻疹首选

当归这味药相信大家都不陌生，它有补血活血、调经止痛、润肠通便的作用。最有名的药方当属《太平惠民和剂局方》中的四物汤，四物汤药方简单，只有熟地黄、白芍、当归、川芎四味药，但其为妇科调经的基础方，又是补血要剂。最美味的滋补药膳当属《金匮要略》中的当归生姜羊肉汤，羊肉肉嫩味美，为滋补佳品；当归可增强羊肉补虚温肝之力，使该汤既能活血，又能补血；生姜可助羊肉散寒暖胃，又可辟除羊肉的膻味。三种食材共同炖煮，不仅美味，药效也好。看到这里是不是想立马煮一锅尝尝鲜？别急，让我们言归正传，来看看当归为什么可以治疗血虚风燥型荨麻疹吧。

我们在前面多处均提及血虚导致脉络空虚，易受风邪侵扰，所以治疗血虚风燥型荨麻疹最好的方法为补血，使脉络充盈，风邪无处藏匿，若配合祛风药物共同作用，将起到事半功倍之效，而当归的优势在于既可补血又可活血。大家都知道一口气吃不成胖子，若补血力量过猛，非但血虚没能补上，反而更易生湿、生痰。所以，补血应缓中有序地进行，一边补充、一边疏通，避免瘀滞。

关于当归的药效，前人早有论述。明代张景岳所著《景岳全书·本草正》中记载"当归……其味甘而重，故专能补血，其气轻而辛，故又能行血，补中有动，行中有补，诚血中之气药，亦血中之圣药也。"以当归等血药补阴，则血和而气降，补虚的同时配合祛风药兼得疏风祛邪，此即"治风先治血，血行风自灭"之意。

另明代重要本草文献著作《本草汇言》有云："诸病夜甚者，血病也，宜用之，诸病虚冷者，阳无所附也，宜用之。"又云："观夫皮肤之中，营气之所会也……用血药养营，则营和而与卫调矣。"《本草汇言》共二十卷，本书不仅汇集了历代本草书，还收录了明代医药家所得的药论或方剂，可谓理论与实践相结合。本书将当归的地位提升得相当高，认为一切夜间加重的疾病，伴有虚冷症状的疾病，及一切皮肤类疾病均可用当归。

现代药理学研究认为，当归主要成分当归多糖，可通过保护和改善造血微环境，直接或间接地刺激造血微环境中某些细胞，使其分泌较高活性的调控因子，进而促进造血，这可能是当归"补血"的细胞生物学机制之一。当归还可能通过促进造血微环境中一些造血生长因子的生成，促进人早期造血细胞增殖，这又是当归"补血活血"的分子生物学机理之一。当归还有改善外周循环、降低血小板聚集、抗血栓、抗菌、保肝、镇静等多种作用。

12. 牡丹皮——快速缓解皮肤灼热

牡丹因其外表艳丽，素有"花中之王""国色天香""富贵之花"的美誉，作为牡丹的根皮，牡丹皮虽没有美丽的外表，但因其具有清热凉血、活血化瘀等功效，在众多中药材中占有一席之地。

与赤芍相同，牡丹皮也是走血分的药，同样可以治疗热入营血的荨麻疹，表现如皮肤红肿、发热，甚至皮肤有出血斑、吐血衄血等。按照中医卫气营血理论划分，疾病由卫分到气分、营分、血分逐渐加重，皮肤若有烧灼感则表示病邪已入营分了，而牡丹皮可清营分、血分实热，缓解皮肤灼热引起的不适。

中医认为荨麻疹主要与风邪有关，而此类表现属于"瘾疹"血虚风热型范畴。根据"治风先治血，血行风自灭"的观点，采用凉血活血的牡丹皮最为适宜。

牡丹皮的主要有效成分为丹皮酚。现代药理和临床研究证实丹皮酚有抗菌、消炎、镇痛、镇静、降温、解热等作用，丹皮酚可对中枢系统进行抑制，起到解热、降温作用，所以可以有效缓解皮肤的灼热感。前面提到胆碱能性荨麻疹是通过中枢神经系统胆碱能性神经传递的，而丹皮酚具有很好的镇静作用，所以牡丹皮对于胆碱能性荨麻疹治疗有效。

13. 益母草——活血、抗过敏双管齐下

喜欢观看中医类节目的读者可能会诧异，益母草不是治疗痛经的药吗？许多女性读者每月月经来潮时总会服用益母草颗粒缓解痛经，那么用益母草来治疗荨麻疹有效果吗？

确实，现代中药学认为益母草具有祛瘀活血、消肿利尿、清热解毒等功效，但是《神农本草经》中对益母草有"主瘾疹痒，可作汤浴"之说。《本草汇言》载："益母草行血养血，行血而不伤新血，养血而不滞瘀血，诚为血家之圣药也。"用其治疗荨麻疹是根据前文的"治风先治血，血行风自灭"理论，通过益母草

活血养血，使风灭疹消痒止。

现代研究表明，益母草内服外用能消除过敏原、抗组织胺、改善皮肤微循环。益母草的主要成分为益母草碱、盐酸水苏碱，这两种植物碱具有显著的直接扩张外周血管、增加血流量、抗血小板聚集活性等作用。复旦大学药学院院长朱依谆教授率领的团队经过 5 年的不懈努力，从益母草中成功提取到有效单体化合物——益母草碱，其应用于荨麻疹的医治效果显著。

14. 红景天——冷性荨麻疹的首选

西藏被认为是最接近天堂的地方，不仅因为其海拔高，还因为其风景秀丽，恍如天堂。在这里有种植物叫作红景天，是一种生长在海拔 1800～2500 米高寒无污染地带的珍稀植物，藏药名称为索罗玛宝，意为"神秘的仙药"。

红景天具有活血止血、清肺止咳等功效，可用于治疗肺热咳嗽等，也可外用治疗跌打损伤、烧烫伤。藏医应用红景天治疗血管病以及高原环境所引起的各种疾病已有千余年的历史，早在清乾隆时期帝尔玛·丹增彭措撰写的《晶珠本草》中就有记载，民间也将其作为"扶正固本、调节补益"的保健品。中医认为其药效与生长环境密切相关，如水稻、芦苇等生长在水中，所以其有利水功效。红景天亦是此理，因其生长在寒冷的高原地带，所以可以治疗寒邪引起的疾病，也可对抗高原反应。经过大量的实践证实，红景天确实对寒冷性荨麻疹有效。

生物机体是一个平衡的整体，每一项生物指标都有其稳定的范围，一旦超过了这个范围就会有一定的病态表现，此时双向调节就起到了使偏离正常指标恢复或趋向于正常的意义。红景天对于进行双向调节，维持机体平衡有一定的作用，还可增强低温条件下人体抗寒能力，加速冷适应能力的建立，可谓是寒冷性荨麻疹病人的福音。

近年研究表明红景天确实有很好的保健作用，其具有抗缺氧、抗疲劳、抗诱变、抗辐射、抗肿瘤、抗心律失常、降血压、延缓机体衰老、防治老年病等作用。20 世纪 60 年代，苏联研究证实红景天的免疫补益作用强于人参、刺五加，且服用时无人参燥热不宜久服及刺五加易引起便秘的缺点，无不良反应，无成瘾性，还能提高机体对环境的适应能力，使机体的生理功能在改变了的环境中迅速得到调节，使服用者的身体在多方面受益。

15. 地肤子——止痒润肤好帮手

地肤子这味药在临床中并不像黄芪、当归等药物应用频繁，但却是皮肤科医生处方中的常客，这是为什么呢？因为地肤子具有清热利湿、祛风止痒等功效，对风疹、皮肤瘙痒等症状具有较好的治疗作用，是皮肤科大夫应对皮肤瘙痒问题的一大利器。

《滇南本草》中记载："利膀胱小便积热，洗皮肤之风……"明代著名医药学家李中立撰绘的《本草原始》谓："去皮肤中湿热，除皮肤外湿痒。"近些年来，人们用地肤子或地肤子为主配伍其他药物治疗荨麻疹取得了较好的效果。

现代研究发现，地肤子水提液是通过抑制单核巨噬系统的吞噬功能及迟发型超敏反应来发挥止痒作用。另外，地肤子单用或与其他药物配伍用于治疗末梢性神经炎、小儿口腔溃疡、扁平疣、肛周湿疹等疾病也有一定疗效。

16. 合欢皮——悦心安神妙治荨麻疹

合欢皮为豆科植物合欢的树皮，善解肝郁，为悦心安神之要药。合欢树在日常生活中非常常见，因其昼开夜合而得名合欢，又名夜合。中医是建立在大量探索与实践基础上的学科，古人看到合欢树昼开夜合，于是就想到，若取其树皮能否有效地治疗失眠呢？事实证明确实如此，如《神农本草经》记载"主安五脏，利心志，令人欢乐无忧"。

慢性荨麻疹病情反复发作，由于瘙痒，夜间难以入睡，心烦意乱，而致肝失疏泄，肝气郁结，郁久而化火，灼烧阴津，使患者阴液亏虚，致心肝火旺，血热壅盛，络脉壅郁；另一方面，由于肝阴暗耗，肝阳偏亢，化风内动，故出现风团、瘙痒，并伴随一系列阴亏、心肝火旺之象。运用合欢皮能使五脏安和，心智欢悦，以达到安神解郁的效果。患者神安志定，肝气调达，火降阴复，气血和顺，诸症消失。而充足的睡眠时间加上良好的睡眠质量，有于人体正气的恢复，使荨麻疹早日康复。

17. 半夏——慢性荨麻疹的"狙击手"

鲜品半夏味道辛辣，有毒，服后易舌肿、喉头水肿，但是经炮制后所得的制半夏毒性大大降低，且具有燥湿化痰、降逆止呕、消痞散结之功效。

对于脾胃虚弱引起的慢性荨麻疹，半夏担任重要的角色。半夏入脾胃二经，通过其燥湿作用达到健脾的效果，善治脾胃虚弱、运化无力、食少便溏。脾喜燥恶湿，喜通恶滞，半夏辛温而燥，可燥湿运脾，使脾更好地完成传送带行气化滞的任务。脾胃功能恢复，则可使荨麻疹更易治疗。

临床有生半夏和制半夏之分，生半夏历来被视为有毒药物。近年来，医药界对半夏进行了广泛而深入的研究。半夏总生物碱对小鼠急性炎症有抑制作用，对大鼠亚急性炎症也具有较强的抑制作用，表明半夏生物碱类成分是半夏抗炎作用的主要有效成分之一。

（四）群策群力——复方中成药抗风团效力

1.肤痒颗粒——荨麻疹伴瘙痒剧烈首选

肤痒颗粒是皮肤科常用中成药，主要针对皮肤瘙痒的症状。服用方法：开水冲服，一次1～2袋（9～18g），一日3次。消化道溃疡患者慎用，孕妇禁用。

肤痒颗粒由红花、川芎、苍耳子、白英、地肤子等组成。红花与川芎合用，共同发挥活血行瘀、利气止痛、祛风燥湿的作用，为补血活血的良药；苍耳子散风通窍、祛风除湿、解毒止痒；白英清热解毒、利湿消肿、祛风止痒，可增强机体非特异性免疫反应；地肤子祛风止痒效果极佳。总而言之，肤痒颗粒具有养阴补血润燥以扶正、清热活血祛风以除邪的功效。

肤痒颗粒具有用药安全可靠、不良反应少等优点，糖尿病合并皮肤瘙痒患者也适用，是湿盛型皮肤病伴随瘙痒症状患者的最佳选择。

2. 玉屏风散——慢性荨麻疹的首选

玉屏风散由我国元代医家危亦林创制，是中医的经典方，以药物种类少、疗效显著而著称。玉屏风颗粒服用方法：3 岁以下每次半包，每天 3 次；3 岁以上（含成人）每次 1 包，每天 3 次，饭前温水冲服。

玉屏风散主要由黄芪、白术、防风组成。黄芪健脾补气，益气固表；白术补中健脾，助黄芪补气之功；防风疏风散邪。顾名思义，玉屏风散可以在人的体表形成一层像屏风一样的保护膜，增强表虚患者的免疫防御功能，中医称此功能为益气固表。慢性荨麻疹的核心病机是"禀赋不耐，卫外不固"，与玉屏风散的功效恰恰契合。中医有句古话"邪之所凑，其气必虚"，意思是脏腑阴阳不平衡，尤其是在表之气不能起到正常的防御固摄作用的人，外邪容易由表侵入。因此提高人体的正气，对于防御外邪侵袭就至关重要，这正合中医所说的"正气存内，邪不可干"。

现代药理研究显示玉屏风散具有一定的抗变态反应、提高免疫力之功效，有预防过敏状态发作的免疫调理作用，可调节人体的免疫力，有中成药中的"丙种球蛋白"的美称，是慢性荨麻疹最常用的治疗方剂。

3. 四妙丸——湿热型荨麻疹的首选

四妙丸是治疗湿热型荨麻疹的常用中成药制剂。服用方法：每次 6g，每日 2 次。孕妇慎用。

此方剂原记载于清代医家张秉成的《成方便读》中，是在金元四大家之一朱丹溪《丹溪心法》中的二妙丸（苍术、黄柏）的基础上加薏苡仁和怀牛膝而成。其方药仅四味，但立意精巧，组方严谨精当。方中黄柏清热燥湿；牛膝补肝肾，强筋骨，活血通经，可引药下行；苍术燥湿健脾，薏苡仁渗湿泄浊，导湿热从小便出，苍术和薏苡仁配伍，强化健脾利湿之功，阻断湿热的源头。总而言之，四妙丸具有清热、利湿、健脾的功效，并且可急缓同顾、标本兼治。荨麻疹皮疹色鲜红，进食辛辣、油腻食物则加剧，大便溏软、舌红苔黄腻、脉弦滑的患者选择该药最为适宜。

现代药理研究，四妙丸中的黄柏具有强烈的杀菌作用，另外四妙丸的抗炎作用也极其明显。

4. 防风通圣丸——表里双解的妙药

防风通圣丸出自金元四大家之一的刘完素的著作《宣明论方》，有双解表里、清热解毒等功效，是解表、清热、攻下并用的方剂。服用方法：口服，一次1袋，一日2次。

此方由防风、荆芥穗、薄荷、麻黄、大黄、芒硝、栀子、滑石、桔梗、石膏、川芎、当归、黄芩、连翘、甘草、白芍、炒白术组成。方中麻黄、荆芥穗、防风、薄荷疏风解表，宣通腠理，使外感风邪从汗而解，共为君药；大黄、芒硝泻热通便，使里热积滞从大便而出，滑石、栀子清热利湿，引邪热从小便排出，使里热的消散有多条出路；石膏、黄芩、连翘、桔梗清热泻火解毒，以清肺胃之热；火热邪气耗灼血气，故用当归、白芍、川芎养血和血，白术健脾益气；甘草益气和中，调和诸药。全方发汗、导下、清热、利湿四法俱备，上中下三焦并治，具有疏风解表、清热通便的作用。荨麻疹受风寒湿邪侵袭，以及嗜好辛辣厚味的患者，可以选用防风通圣丸。

现代医学研究发现，本方的组成药味分别具有抗菌、抗病毒、解热、镇痛、抗炎、抗过敏、调节免疫、泻下等作用。防风通圣丸组方严谨精良，外解表邪，内泻热结，为表里双解的方药，是治疗荨麻疹的灵丹妙药，且无不良反应，服用方便。

5. 八珍丸——气血两虚型荨麻疹的首选

八珍丸为补气方四君子汤和补血方四物汤的合方，因此八珍丸具有较好的补益气血的功效。服用方法：口服，每次9g，一日2次。

八珍丸由当归、川芎、白芍、熟地黄、人参、白术、茯苓、炙甘草八味中药组成。方中人参与熟地黄益气养血；白术、茯苓健脾渗湿，帮助人参益气补脾；当归、白芍养血和营，帮助熟地黄补益阴血；川芎活血行气；甘草益气和中，调和诸药。中医学认为，气为血帅，血为气母，精生血，精血同源，互相资生，互为依存。八珍汤为中医"气血双补"的代表方剂，治疗荨麻疹气血两虚者尤为适宜，症见风团颜色偏浅，或接近正常皮肤颜色，以针尖至蚕豆大者多见，易发于暴露在外面的部位，晨起、出汗、吹风、受冷、接触冷水后加重。常伴有疲劳，乏力，多汗，头晕，四肢困倦，面色灰暗苍白，口唇色淡。舌质淡红，苔薄白，脉细或沉细。

现代药理学研究显示：①八珍丸对血液系统有影响，能兴奋造血系统功能，全面提高白细胞、红细胞、血小板水平，有促进红细胞增生的作用。②八珍丸对循环系统有影响，除具强心作用，还可以扩张外周血管，增加外周血管的血流量，改善微循环。③八珍丸还具有增强免疫功能，抑制病原体及炎症反应，改善肝脏解毒功能，兴奋中枢神经系统、减轻疲劳、提高应激性等药理作用。

6. 润燥止痒胶囊——血虚风燥型荨麻疹的首选

润燥止痒胶囊具有养血滋阴、祛风止痒、润燥通便的功效，能显著减轻瘙痒症状，缩短瘙痒持续时间，改善皮损。服用方法：口服，一次4粒，一日3次，2周为一个疗程。

润燥止痒胶囊为纯中药制剂，主要成分为生地黄、制何首乌、生何首乌、苦参、桑叶、红活麻等。方中生地黄清热凉血，养阴生津；制何首乌补益精血、养阴生津；生何首乌解毒；苦参清热燥湿、杀虫止痒；桑叶润燥祛风；红活麻祛风除湿、活血止血。由于此成药中含有生、制何首乌，且用量较大，故具有一定的润肠通便功效，在荨麻疹伴随大便秘结的情况下，常考虑应用，但用量不宜过大，中病即止，以免导致腹泻。

血虚风燥型荨麻疹由腠理不密，风邪外袭所致，经久不愈，气血虚弱，血虚生风，风蓄化燥，又影响造血，两者相互影响，使病情反复发作。中医秉"治风先治血，血行风自灭"之说，治疗以养血祛风、润燥止痒为原则，因此选用润燥止痒胶囊较为适宜。

（五）小疗法大功效

1. 针灸治疗荨麻疹

针灸疗法属于中医外治法的范畴，具有适用范围广、疗效显著、操作方便、经济、安全等特点。针灸对器官、组织、神经功能及血液成分等多系统功能有调节作用，并且针灸既可提高低下的免疫功能，又可抑制亢进的免疫功能，其最终目标是使机体的免疫功能恢复正常或处于最佳状态。因此，针灸治疗荨麻疹相当有效，特点是止痒作用较快，而且能防止复发，尤其对那些顽固发作，而其他治疗均无明显疗效者，可试用针灸治疗。所选穴位以手足阳明经、手足太阴经、足厥阴经、足少阳经等经脉上的穴位为主，同时配合相应脏腑的背俞穴以及与血分病有关的穴位。

（1）足太阳膀胱经

荨麻疹的发作与风邪密切相关，而风邪侵袭人体，膀胱经最先受累。选用风门、肺俞、脾俞、膈俞、肝俞、大肠俞、委中等穴位开膀胱经，散风寒。

（2）手太阴肺经

荨麻疹患者易患外感，且皮肤干燥、粗糙，此为肺气不足、皮肤失润、卫外不固之表现，与气候、过敏物质等关系密切。常选用太渊以充肺气，祛风邪。

（3）手阳明大肠经、足阳明胃经

部分荨麻疹患者因食用鱼、虾、肉等难消化之食物而诱发，伴湿热内蕴、腑气不通的表现，此与胃肠关系密切。且胃为水谷气血之海，气血生化乏源，腠理则无以内充，皮毛则乏精以润，则易发荨麻疹。大肠与胃关系十分密切，主要记载针灸相关理论的《灵枢·本输》中有"大肠小肠，皆属于胃，是足阳明也"的论述。阳明经为多气多血之经，活血行气、清泻里热作用较强，常选用曲池、合谷、天枢、足三里、上巨虚等穴，以健脾益胃、通腹泄浊。

（4）足太阴脾经

患者多因饮食不洁发疹，损伤脾胃，脾主运化，与胃配合，升清降浊。常选用阴陵泉、三阴交、血海等穴位健脾益胃、活血利湿。

（5）足厥阴肝经、足少阳胆经

慢性荨麻疹患者常见情志不畅，皮肤干燥，夜间发作、加重等一系列肝气郁结、阴血不足的表现。常选用太冲、阳陵泉、风池等穴以调畅肝气、养血和血。

2. 刺络拔罐治疗荨麻疹

刺络拔罐是刺络放血与拔罐相结合的一种综合疗法。刺络放血能祛瘀通络，自金元时期张子和起即认为"针刺放血、攻邪最速"。拔罐可温经补气、活血化瘀，同时给邪气以出路，使邪气随血而出。

（1）以曲池、血海、风门、风市、肩髃、大椎为主穴，用梅花针重叩后拔罐 5～10 分钟。治疗急性荨麻疹，中医辨证为血热生风型。

（2）以大椎、风门、肺俞为主穴，风寒外束型加脾俞、肾俞，风热相搏型加肝俞、心俞、膈俞，胃肠实热型加大肠俞、脾俞、肾俞，血虚风燥型加脾俞、肝俞、肾俞。治疗急性荨麻疹。

（3）取大椎、肺俞、曲池、血海、三阴交为主穴，三棱针在所选穴点刺，然后用真空罐抽血 3～5mL。治疗顽固性荨麻疹，中医辨证为血虚风燥型。

（4）取督脉大椎穴及背部膀胱经穴为主穴，三棱针在所选穴点刺后，拔罐 5～10 分钟，以疏散风寒，振奋阳气。治疗急性荨麻疹风寒外束型。

3. 穴位注射治疗荨麻疹

穴位注射又称"水针"，是采用针刺和药物相结合来治疗疾病的一种方法。中医认为荨麻疹多因腠理疏松，感受风热或风寒之邪，郁于肌表，蕴于血分，或胃肠积热，腑气不通，内不能泄，外不能达，郁积肌表而发，治疗则以疏风清热、活血止痒为主。选用西医药物，如苯海拉明、曲安奈德、维生素 B_6 等，或中医注射剂，如当归注射液等，选取双侧曲池穴、足三里穴、血海穴、膈俞穴等，以达到治疗目的。很多实验表明穴位对药物的功效有放大作用，也就是说，相同剂量的药物在穴位注射产生的药效，要强于皮下或肌内注射甚至静脉注射。具体应用如下：

（1）用 0.5% 碘伏在穴位处行常规消毒后，取双侧足三里、曲池共四个穴位，用 2mL 注射器配 6 号针头吸取苯海拉明注射液 0.8mL，垂直进针，提插有酸麻胀的感觉后，再回抽无血则注入药液，每穴 0.2mL，每日 1 次，10 次一个疗程，疗程间隔 2～3天，治疗 2 个疗程。

足三里为足阳明胃经穴位，可调补气血、扶助正气、增强机体抵抗力，有研究认为针刺足三里可促进白细胞吞噬指数上升，增强免疫功能；曲池乃阳明经之穴，肺与大肠相表里，可祛风清热。两个穴位共用，可以益气养血、祛风固表、扶正祛邪。而苯海拉明可与组织中释放出来的组胺竞争效应细胞上的 H_1 受体，从而制止过敏发作。

（2）用 0.5% 碘伏在穴位处行常规消毒后，取双侧血海、曲池共四个穴位，用 5mL 注射器抽取 4mL 当归注射液，快速将注射器针头入穴位，有酸麻肿胀的感觉后注射药液，每穴 1mL，每日 1 次，10 次为一个疗程。

血海穴属足太阴脾经，多治疗各种血证，取"治风先治血，血行风自灭"之意；曲池穴属于手阳明大肠经，此穴具有祛风清热、抗过敏之作用。而当归注射液具有益气养血、活血的作用，穴位注射增强了理气活血、疏风清热止痒的作用。

有人研究发现，穴位针刺能显著地提高淋巴细胞转化率，而细胞转化数量可反映机体细胞免疫功能，测定 T 淋巴细胞的应答能力。穴位针刺还能促进促肾上腺皮质激素分泌的增加，促肾上腺皮质激素是脊椎动物脑垂体分泌的一种多肽类激素，它能促进肾上腺皮质的组织增生和皮质激素的生成、分泌，能通过肾上腺皮质来调节抗体生成作用。由此可见，穴位注射对机体的细胞免疫功能有增强的作用，对内分泌系统有调节作用，可以有效地控制和治疗荨麻疹。因此穴位注射对于免疫力低下导致久治不愈的慢性荨麻疹患者是一个明智的选择。

4. 自血疗法治疗荨麻疹

自血疗法即从患者静脉血管内抽取其自身的血液，注入相关穴位，从而刺激机体的非特异性免疫反应，达到调理人体内环境、降低机体的敏感性和增强机体免疫力的效果，用以治疗某些疾病的方法。

自血疗法是近年来临床医学家对疑难性皮肤病治疗的一种探索，一种自主创新，是中医学结合现代医学发展的成功范例。血液中含有多种微量元素及抗体、激素和酶类，注入穴位后，通过穴位的吸收，除了可激发和调节机体的免疫功能以外，还可增强微循环，营养皮肤，提高抗病能力，使气、血、津液充足，以滋润肌肤而达到治疗的目的。

治疗方法：严格无菌条件下用10mL注射器抽取病人自身静脉血4mL，轻轻摇匀，经2～3分钟后，迅速分别于相应穴位注射，每个穴位注射1mL。3天1次，10次为一个疗程，共30天。

取穴标准：参考《辨证选用穴位注射治疗慢性荨麻疹》及《针灸穴位疗法治疗荨麻疹的概况》制定。①风热型：双侧足三里、外关；②风寒型：双侧足三里、曲池；③血虚受风型：双侧血海、曲池。

自血疗法是新兴的一种提高免疫力、调整内环境的方法，是现今皮肤科常用的治疗方法。经长期的实践应用证明，自血疗法有效果显著、不良反应小、操作简便等优点，值得临床推广应用。

5. 耳穴放血治疗荨麻疹

取穴：神门（耳穴），肺（耳穴），荨麻疹区，肾上腺（耳穴），耳尖。

操作方法：患者端坐，首先轻揉耳郭，使其充血，用 2% 碘酊消毒穴位，再用 75% 酒精脱碘，然后使用三棱针依次点刺上述穴位，每个穴位挤压出血 3～5 滴，完毕后用消毒棉球压迫止血。每天治疗一次，每次取单侧耳穴进行治疗，双耳交替使用，10 次为一个疗程。

耳穴放血疗法具有清热祛邪、祛瘀通络生新、调和气血的作用，能改善微循环障碍、缓解血管痉挛、促进血液循环、排除血中毒素。所选穴位中，神门穴具有镇静安神、消炎止痒的作用；肺穴主皮毛，荨麻疹区能止痒抗过敏，两者是治疗荨麻疹的特效穴；肾上腺穴能调节激素、抗过敏、止痒消疹；耳尖能泻热解毒、祛瘀。诸穴配合使用，相得益彰，共奏益气固表、养血活血、祛风除邪之功，使疾病痊愈。耳穴放血简便易行，安全显效，值得临床推广运用。

6. 外用药治疗荨麻疹

西医外用药可用于各种类型荨麻疹，主要目的是通过止痒减轻患者痛苦。可外涂 1% 樟脑炉甘石洗剂、氧化锌洗剂。由紫外线照射引起的荨麻疹，可外涂二氧化钛霜或二羟丙酮醌霜作预防。

中药外用则依据荨麻疹证型不同而异，临床常用的方药如下。

（1）炉甘石洗剂外涂。

（2）香樟木、蚕砂各30~60g煎汤熏洗，或凌霄花、苍耳草、荆芥、艾叶等适量，煎汤熏洗。

（3）夜藤合洗剂：首乌藤200g，苍耳子、蒺藜各100g，白鲜皮、蛇床子各50g，蝉蜕20g。上药加水500mL，煮沸20分钟，先熏后洗。每剂药可用3~5次。本方有祛风除湿止痒之功。

（4）茵地柏草液：茵陈、地肤子各30g，黄柏15g，甘草12g。上药加水1500mL，煎至1000mL，待温，浴洗全身，每日一剂，7剂为一个疗程。本方有燥湿止痒之功。

（5）碧桃酒：鲜嫩桃叶500g，胆矾0.6g，薄荷水3mL，冰片3g，鲜鱼腥草60g，白酒500mL。用法：将鲜鱼腥草、鲜桃叶洗净，切碎，加入胆矾粉末，按渗漉法操作贮取渗出液1000mL，加入薄荷水、冰片，过滤，瓶贮既得。每日少许，以棉球蘸药，涂敷患处，每日5~7次，以愈为度，忌内服。功能为祛风止痒。

（6）消风玉容散：绿豆面90g，白菊花、白附子、白芷各30g，白食盐15g。用法：共研细末，加冰片105g，再研匀收贮。每日洗面，以此代肥皂。功能为疏风清热，适用于面部荨麻疹属肺胃风热上升型。

7. 香袋预防荨麻疹

香袋起源于中医的"衣冠疗法"，即将特殊的中药装入帽子或衣服内防病治病，后来发展为药制枕头、肚兜、护腕、护膝等治疗各种疾病，还有专门的药物口罩可以预防感冒和流感。香袋一直在民间比较流行，因其制作简单、携带方便而受到欢迎。

十味香袋：苍术、香附、山柰、白芷、艾叶、石菖蒲、丁香、雄黄、硫黄各19g，冰片1g，共研制细末，装入小布袋内，每袋20g，封口，外面再用塑料袋密闭包装以防香味散发。使用时将塑料袋去除，布袋放入随身衣袋中，或佩戴胸前，另在枕头下放一袋即可。每2周更换香袋1次，连续应用2个月。

苍术，辛苦温，性燥烈，有祛湿的作用，适用于湿邪泛滥诸症；香附，在中药里被誉为"气病之总司"，具有疏肝解郁、理气宽中之功，可使人体气机调畅，则各种郁于体表之症也会逐步消失；白芷具有祛风止痒等作用，艾叶治疗皮肤瘙痒也有很好的效果，两药对荨麻疹的瘙痒症状有一定效果；石菖蒲，辛苦温，醒神化湿，冰片，辛苦寒，开窍醒神，清热止痛，消肿止痒，两药共用，可以预防皮肤瘙痒发生；丁香、山柰，性辛温，对虚寒性疾病有很好的治疗作用，特别对冷空气过敏引起的荨麻疹有一定的预防作用；雄黄、硫黄都有解毒杀虫疗疮等作用，对多种皮肤类疾病都有很好的治疗作用。

十味香袋内多种药物含有挥发油，有特殊的芳香，这些芳香的味道可驱赶昆虫，可避免昆虫的叮咬而起到防病作用。且十味香袋内均为常用中草药，无毒性，应用方便，对人体无任何不良反应，经济实惠，值得临床推广应用。

第六章

荨麻疹的饮食调理
——改善荨麻疹体质从管住嘴开始

（一）五谷为养

五谷，最早指稻、麦、黍、稷、菽，其寒热温凉各不相同，几千年来一直作为中华民族的传统主食，在饮食结构中占有重要地位。现在五谷泛指所有粮食作物，包括所有米食、面食以及其他杂粮。人们的饮食习惯大多跟地域相关，如南方喜稻米，北方喜面食，究其原因，多与气候差异有关。如同南北方饮食问题的差异，不同类型荨麻疹也应根据病性的不同选择相应的五谷主食。

1. 寒凉性五谷——防治热性荨麻疹的佳品

热性荨麻疹患者平素宜多食用寒凉性五谷，如薏米、绿豆、陈小米、大米之类。

薏米性味甘淡微寒，可利水消肿、健脾去湿；绿豆味甘性寒，可消肿通气、清热解毒；陈小米味甘性寒，具有和中、益肾、除热解毒的作用，被营养专家誉为"保健米"；大米味甘性平，具有益精强志、和五脏、通血脉、聪耳明目、止烦、止渴、止泻的功效，被誉为"五谷之首"。

因寒凉性五谷大多具有健脾、清热、利湿的功效，可以对热性荨麻疹起到很好的预防与治疗作用。

2. 温热性五谷——冷性荨麻疹患者的首选

因冷性荨麻疹发病机制复杂，且常常合并内科其他疾病，治疗较为困难，尤其个别患者具有家族遗传特性，故在平常生活中应当药食结合，预防疾病的发生，多服用温热性谷物，如糯米、高粱米、黑米等。

糯米味甘性温，可温补脾胃、补益中气；高粱米味甘性温涩，具有和胃、消积、温中的功效；黑米味甘性温，可滋阴补肾、健脾暖肝、补益脾胃，为药食兼用的大米，富含维生素 C，俗称"药米"，被誉为"世界米中之王"。

温热性五谷大多具有补中益气、暖脾胃的功效，故为冷性荨麻疹的首选。

3. 平性五谷——各型荨麻疹患者均可食用

荨麻疹多因气虚卫外不固，汗出当风而发，而脾胃乃后天之本，气血生化之源，周身之气有赖于脾胃之气充盈，故患者在日常生活中应注重顾护脾胃，药食结合，可多食粳米、玉米、黄大豆、白扁豆等平性谷类。

粳米味甘性平，可补中益气、平和五脏；玉米味甘性平，富含维生素与纤维素，可促进肠道吸收、减少蛋白胨等形成；白扁豆味甘，性微温，有健脾化湿，利尿消肿，清肝明目等功效。

因平性五谷大多有健脾益胃、益气和中的功效，故各型荨麻疹均可食用。

4. 各种类型荨麻疹适食粥方

粥在我国的"食用"历史已有几千年，而其"药用"也已经有两千多年历史，如今也是老百姓餐桌上常见的膳食，尤其受老人、小孩、大病初愈者喜爱。白粥不仅易消化，味道美口感佳，还有推陈致新、利膈益胃的作用，是历史上不少名人推崇的养生佳肴。人们经常在加入一些辅助食材或药材做成药膳粥，以求达到更好的食疗效果。荨麻疹作为一种慢性疾病，跟脾胃不足关系密切相关，日常食用某些加入药材的粥，可以达到很好的预防及治疗效果。下面简单介绍几种不同类型荨麻疹适合食用的粥方。

（1）风热型荨麻疹患者宜食

①归地茅根粥

组成：当归、生地黄各 10g，白茅根、浮萍各 20g，大米50g，红糖适量。

功效：当归味甘辛、性温，养血调经，活血润肠；生地黄味甘苦、性微寒，清热凉血，养阴生津；白茅根味甘性寒，清热凉血；浮萍味辛性寒，发汗解表，透疹止痒；红糖养胃。适用于风热型荨麻疹，症见身热烦渴，咽喉肿痛者。

制法：将药物洗净，加水 1200mL，煎半小时，去渣留汁于砂锅中；再将大米淘净放入，文火慢熬成粥，下红糖。

服法：分 2 次早晚乘温空腹服。

②银蝉粥

组成：金银花 15g，蝉蜕、生甘草各 10g，大米 50g，白糖适量。

功效：金银花味甘性寒，清热解毒，疏散风热；蝉蜕味咸微甘、性寒，疏散风热，透疹止痒；生甘草味甘性平，清热解毒。适用于风热型荨麻疹，症见身热烦渴者。

制法：将药物洗净，加水 1200mL，煎 20 分钟，去渣留汁于砂锅中；再将大米淘净放入，文火慢熬成粥，下白糖，调匀。

服法：分 2 次早晚乘温空腹服。

③银翘芦薄粥

组成：金银花、连翘、芦根各 15g，荆芥、薄荷、浮萍各 10g，大米 100g，白糖适量。

功效：金银花味甘性寒，疏散风热，清热解毒；连翘味苦性微寒，清热解毒，疏散风热；芦根味甘性寒，清热生津；荆芥味辛性微温，祛风止痒，透疹消疮；薄荷味辛性凉，疏散风热，透疹；浮萍味辛性寒，发汗解表，透疹止痒。

制法：将药物洗净，加水 400mL，煎 20 分钟，去渣收取浓汁；大米淘净，加水 800mL，大火烧开，转用文火慢熬成粥，下药汁和白糖，调匀。

服法：分 2 次早晚空腹服，连服 3 天。

（2）风寒型荨麻疹患者宜食

①归浮荆蝉粥

组成：当归10g，浮萍10g，荆芥、防风、蝉蜕各5g，粳米100g，白糖适量。

功效：当归味甘辛、性温，补血调经，活血润肠；浮萍味辛、性寒，发汗解表，透疹止痒；荆芥味辛、性微温，祛风止痒，透疹消疮；防风味辛甘、性微温，祛风止痒，胜湿；蝉蜕味咸微甘、性寒，疏散风热，透疹。

制法：将药物洗净，加水400mL，煎20分钟，去渣收取浓汁；粳米淘净，加水800mL，大火烧开，转用文火慢熬成粥，下药汁和白糖，调匀。

服法：分2次早晚空腹服，连服2～3天。

②桂枝归芍粥

组成：桂枝、当归、白芍、防风各10g，大枣10枚，生甘草5g，粳米100g，姜丝、红糖适量。

功效：桂枝味辛甘性微温，发汗解肌，调和营卫；当归味甘辛性温，补血调经，活血润肠；白芍味酸苦性微寒，养阴敛阴，调和营卫；防风味辛甘性微温，祛风止痒，胜湿；生甘草味甘性平，调和诸药；大枣、姜丝调和脾胃。

制法：将药物洗净，加水300mL，煎20分钟，去渣收取浓汁，大枣去核；粳米淘净，加水800mL，大火烧开，加入大枣和姜丝，转用文火慢熬成粥，下药汁和红糖，调匀。

服法：分2次早晚乘温空腹服，连服3天。

（3）血虚型荨麻疹患者宜食

①归地乌芍粥

组成：当归、生地黄各 15g，白芍、何首乌、防风、浮萍各 10g，粳米 100g，冰糖适量。

功效：当归味甘辛、性温，补血调经，活血润肠；生地黄味甘苦、性微寒，清热凉血，养阴生津；白芍味酸苦、性微寒，养阴敛阴；何首乌味苦甘涩、性微温，补益精血；浮萍味辛、性寒，解表透疹。适用于血虚型荨麻疹，症见面色萎黄、头晕目眩者。

制法：将药物洗净，加水 400mL，煎半小时，去渣收取浓汁；粳米淘净，加水 800mL，大火烧开，转用文火慢熬成粥，下药汁和冰糖，至冰糖熬熔。

服法：分 2 次早晚乘温空腹服，连服 3~5 天。

②三七鸡肉粥

组成：三七 10g，鸡脯肉 150g，粳米 100g，姜丝、麻油、精盐、味精各适量。

功效：三七味甘微苦、性温，活血止血；鸡脯肉益气补精添髓。适用于血虚型荨麻疹，症见日久不愈，反复发作者。

制法：将三七焙干研成细末；鸡脯肉剁成肉茸；粳米淘净，加水 1000mL，大火烧开，加入鸡脯茸，转用文火慢熬成粥，下三七末、精盐、味精，淋麻油，调匀。

服法：分 2 次早晚乘温空腹服，每周服。

（二）五畜为益

五畜，最开始指牛、犬、羊、猪、鸡，现在泛指所有动物性食物，包括肉类、蛋类、奶制品、海鲜等。五畜类食物如今早已成为餐桌上的必需品，很多人可以一顿不吃主食，但绝对不能没有肉，正所谓"无肉不欢"。但是荨麻疹患者在五畜类食物的食用上却有很多禁忌，下面介绍一些常见五畜的属性，帮助患者选择最适合自己的食物。

1. 寒凉性五畜——冷性荨麻疹患者不宜食用

冷性荨麻疹患者常因食用寒凉性食物而诱发，故此类患者在日常生活中不宜食用寒凉性五畜，如田螺、鸭肉、鸭蛋、兔肉以及鱼类、鲍鱼、海蟹、蛤蜊、牡蛎、章鱼等。海鲜多属于此类，不仅性寒凉，而且含有丰富的异体蛋白和组胺等，更容易导致荨麻疹的发生。

2. 温热性五畜——热性、胆碱能性荨麻疹患者不宜食用

热性荨麻疹和胆碱能性荨麻疹常因食用温热性五畜致体温升高而诱发，故这类患者在不宜食用温热性五畜，如水牛肉、鸡肉、黄牛肉、羊肉、牛肚、牛髓、狗肉、蚕蛹、虾、鲢鱼、带鱼、鲇鱼、刀鱼、鳝鱼等。

3. 平性五畜——各型荨麻疹患者可适量食用

平素各型荨麻疹患者可选择一些性味平淡的五畜食用，如猪肉、猪心、鸡蛋、鲤鱼、墨鱼等。

4. 特殊五畜——各型荨麻疹患者均须慎用

某些特殊五畜常常诱发或加重各型荨麻疹，故荨麻疹患者在日常须慎重食用，如牛肉、羊肉、牛奶以及海鲜中的鱼、虾、蟹、贝类等。如明确其为诱发因素，应立即停止食用，即使治愈后也应避免食用，以免复发。

（三）五果为助

五果，最早即指栗、桃、杏、李、枣，现在泛指所有水果。水果作为日常生活中的必需品，不但为我们提供丰富的膳食纤维，还提供维生素及其他营养。当荨麻疹患者在面对品种丰富的水果时，却不禁有些困惑——到底哪些可以吃，哪些不能吃呢？栗咸、桃辛、杏苦、李酸、枣甘，五果也俱有性味，故平常在选择水果时，应根据疾病的属性选择相应的水果。下面介绍一些常见水果的属性，希望可以解除患者的困惑。

1. 凉寒性水果——热性荨麻疹患者最宜食用

热性荨麻疹患者宜选择性味偏于寒凉的水果，如西瓜、哈密瓜、白兰瓜、梨、草莓、李、桃、甜瓜、香蕉、葡萄、甘蔗等，但也不能过量食用，以防寒凉伤胃。

2. 温热性水果——冷性荨麻疹患者首选食用

冷性荨麻疹平常可以选择性味偏于温热的水果，如杏、樱桃、石榴、桂圆、荔枝、木瓜、乌梅、栗子、菠萝蜜等，但也不宜食用过多，以防温燥伤津耗液。

3. 平性水果——各型荨麻疹患者均可食用

对于性味平的水果，各型荨麻疹均可以适量食用，如枇杷、无花果、桑椹、杨梅、海棠果、菠萝、山楂等。但需要注意的是，无论任何水果都可能引起过敏反应，若食用某种水果后出现不适，应立即到医院就诊，早诊断早治疗，并在以后避免再食用此类水果。

（四）五菜为充

五菜，最早即葵、藿、薤、葱、韭，葵甘、藿咸、薤苦、葱辛、韭酸，现在泛指所有蔬菜，然蔬菜品种之盛，非上述几种所能概之。面对一年四季种类多样的蔬菜，患者又有了疑问——得了荨麻疹，是不是平常有些蔬菜能吃，有些就不能吃呢？的确，患荨麻疹之后有些蔬菜可以多吃，有些只能少吃，有些最好别吃。因为蔬菜的性味各自不同，每样都有自己的寒热温凉，对证选择食用，才能做到有病治病，无病防病。

1. 凉性蔬菜——热性荨麻疹轻者宜食用

热性荨麻疹轻者平时可多食白菜、菠菜、白萝卜、芹菜、荠菜、冬瓜、丝瓜、油菜、苋菜等性偏凉的蔬菜。

白菜益胃生津，清热除烦，不仅含有丰富的粗纤维，可以起到润肠的作用，还可以促进排便，使体内毒素尽快排出，减少对肠道的刺激。另外，还含有丰富的维生素 B 族及维生素 C，可降低血管通透性，减轻症状。

菠菜中的维生素 C 和叶酸含量丰富，降低血管通透性，菠菜中的膳食纤维能起到很好的通便作用，促进肠道排泄毒素。

芹菜清热利湿、平肝健胃，含有大量粗大纤维，不仅可以促进消化，还可以很好地清除口腔中残留的食物，减少细菌滋生，同时有很好的镇静作用，减少患者瘙痒感觉。

冬瓜清热生津，解暑除烦，含有丰富的维生素 C，冬瓜皮还有非常好的利尿作用，减轻风团水肿。

2. 寒性蔬菜——热性荨麻疹重者宜食用

热性荨麻疹重者平时可相应的食用马齿苋、黄瓜、苦瓜、蕨菜、竹笋、莲藕、荸荠、紫菜、海带等性偏寒的蔬菜，但应注意不宜食用过多，以防寒凉伤胃。

马齿苋清热解毒，利水去湿，热性荨麻疹往往与感染有关，而马齿苋则具有良好的解毒消炎抑菌作用。

热性荨麻疹容易伤津，而黄瓜不仅可以清热解毒，还有生津止渴的功效。

苦瓜味苦性寒，清热解毒，消暑解渴，维生素 C 的含量很高。

蕨菜清热解毒，利水滑肠，不仅含有丰富的纤维素，滑肠通便，还可以利水，减轻风团水肿。

3. 平性蔬菜——各型荨麻疹患者均可食用

有些蔬菜其性偏平，各型荨麻疹患者皆可食用，如胡萝卜、四季豆、花菜、土豆等。

胡萝卜具有很好的防癌作用，对于癌症及荨麻疹患者可以多加食用。但胡萝卜中含有分解维生素 C 的酶，故不宜与其他富含维生素 C 的蔬菜，如白萝卜、白菜等一起食用。

四季豆化湿而不燥烈，健脾而不滞腻，为脾虚湿停常用之品，对于气虚型荨麻疹疗效更佳。

4. 温性蔬菜——冷性荨麻疹轻者宜食用

冷性荨麻疹轻者可适当地选择韭菜、小茴香、香菜、生姜、葱蒜、香橼、佛手等性偏温的蔬菜食用，但应注意刺激性较大的蔬菜如韭菜、小茴香、生姜、葱蒜等容易引发过敏，过敏体质患者最好不要食用。

香菜气味芳香，可健胃消食、发汗透疹、利尿通便、祛风解毒等，且含有的维生素 C 比普通蔬菜高很多，可有效降低血管通透性。

5. 热性蔬菜——冷性荨麻疹重者宜食用

冷性荨麻疹重者可适当地选用肉桂、辣椒等大热之品，但是大热之品也容易导致发病或加重病情，患者最好在医生指导下食用。

（五）日常饮品

1. 为什么冷饮过度会引起荨麻疹

对于冷性荨麻疹和水源性荨麻疹患者，在冷饮过度的情况下均可能激发体内的免疫系统，从而引起荨麻疹。故这类患者，即便是在炎热夏季也不宜饮用太凉的饮料，尤其是冰镇啤酒或刚从冰箱拿出来的水。

2. 荨麻疹泡茶饮效验方有哪些

荨麻疹的发生与风息息相关，或为卫气不固，外风挟寒、热、湿等邪侵袭肌肤，或为饮食不节，肠胃湿热化生内风，或阴虚风动，总之与风脱不了干系。然而风性善动，来无影去无踪，导致荨麻疹的发生常常是防不胜防，尤其是慢性荨麻疹。"冰冻三尺，非一日之寒"，荨麻疹的治疗也是一个漫长的调理过程，故推荐下面几种泡茶饮，在平常可多加饮之，调理身体，增强抵抗力。

（1）西洋参、麦冬、红芪、乌梅、枸杞子

西洋参补气养阴，清热生津；麦冬养阴润肺，益胃生津；红芪补气固表；乌梅敛阴涩肠生津；枸杞子滋补肝肾，益精明目。每次每味取少量泡水代茶饮，适用于气阴两虚型荨麻疹患者。

（2）山楂、乌梅、陈皮、大枣、甘草

山楂消食化积；乌梅促进胃肠消化；陈皮健脾理气；大枣补中益气，养血安神。每次每味取少许泡水代茶饮，适用于消化不良型荨麻疹患者。

（3）紫草、生地黄、茯苓、麦冬、白果

紫草凉血，活血，解毒透疹；生地黄清热养阴，生津止渴；茯苓健脾利湿；麦冬养阴润肺，益胃生津；白果温肺益气，定喘嗽。将诸药用水煮沸之后，冲泡茶用，适用于风热型或血热型荨麻疹患者。

3. 为什么荨麻疹患者不宜饮酒

现代人在生活中经常会遇到单位、朋友的酒局，很多人都难以推辞，只得勉强自己喝两杯。然而，若得了荨麻疹，就一定要忌酒，即便遇到盛情难却的情况也不可破例，可以以水代酒，切不可为了"面子"而损害身体。这是因为：①酒精的强烈刺激性，可以通过物理刺激，导致荨麻疹发作；②酒精在体内会转化为乙醛，而荨麻疹病人一般都缺乏转化乙醛的酶，从而导致乙醛过度积蓄。乙醛对于人体来说就是异物，会激发人体的免疫系统释放化学介质引起荨麻疹。

4. 为什么荨麻疹患者不宜喝牛奶

牛奶因其丰富的营养价值成为很多人的早餐必备，然而有一群人在喝了牛奶后出现会荨麻疹，这是为什么呢？因为牛奶中含有大量的异种蛋白，进入人体后可能作为半抗原或完全抗原与肥大细胞表面受体结合，促使化学介质释放，引起毛细血管扩张，血管通透性增加，引发荨麻疹。

（六）饮食禁忌

1. 为什么荨麻疹患者不宜吃海鲜

随着交通日益发达，以前只是出现在沿海地区餐桌上的海鲜，现在全国各地都可以吃到，这也使因海鲜过敏导致荨麻疹的人数也明显上升。荨麻疹患者不宜吃海鲜的原因是海鲜中含有较多的异种蛋白或组胺，会激发人体的免疫系统释放化学介质，引起毛细血管扩张，血管通透性增高，出现风团，引起剧烈瘙痒，使病情复发或加重。

2. 为什么常吃烧烤制品会引发荨麻疹

在炎热的夏季夜晚，人们都喜欢坐在室外的大排档喝点"夜啤酒"，再吃点烧烤，然而食用烧烤制品却存在一个很大的隐患，那就是容易引起荨麻疹，主要有以下几点原因：

（1）制作烧烤食品的环境一般卫生条件较差，吃后容易导致体质失衡，使人体对抗疾病的能力减弱，从而对之前不过敏的食物或者环境产生过敏，引起荨麻疹。

（2）烧烤肉类常因烤制不熟，不易消化，残渣在消化道内停留时间较长，产生蛋白胨和多肽，增加荨麻疹发生概率。

（3）烤制时一般会添加孜然、辣椒、胡椒等刺激性发物，容易导致荨麻疹的发生。

（4）烤制过程中，高温导致食品中的蛋白质、维生素等发生变质，必然产生新的物质，可能刺激人体引起荨麻疹。

3. 为什么慢性荨麻疹患者多吃碱性食物好

我们常说的酸性食物不是指传统意义上那些尝起来口感酸的食物，也不是用 pH 试纸检测变红的食物，碱性食物也不是许多人认为的像小苏打一样的口感，或用 pH 试纸测定变绿的食物。食物的酸碱性取决于食物中所含矿物质的种类、含量的多少。钾、钠、钙、镁、铁进入人体之后呈现的是碱性反应，磷、氯、硫进入人体之后则呈现酸性。科学研究表明，弱碱性是健康体质的标志（正常情况下体液 pH 值被限制在 7.35～7.45 之间），而酸性食物吃得太多会改变人体正常的弱碱性环境，使人体变为酸性体质，病毒、细菌等微生物在酸性环境中可迅速繁殖，降低人体免疫力，成为各种疾病的温床。

根据食物酸性的强弱不同，酸性食物可以分为以下几类：①强酸性：蛋类、虾、乳酪、白糖做的西点、柿子、乌鱼子、柴鱼等；②中酸性：火腿、培根、鸡肉、鱿鱼、猪肉、鳗鱼、牛肉、牛肝面包、小麦、奶油、马肉等；③弱酸性：核桃、榛子、白米、面食、落花生、酒、油炸豆腐、海苔、文蛤、章鱼、泥鳅等。从上面可以看出，大多数动物性食物、大部分谷类及部分坚果类属于酸性食物，在发生荨麻疹后的病因筛查中，这些食物常常成为"罪魁祸首"。

碱性食物泛指可以平衡体质变酸问题的食物，大多数蔬菜类、水果类、海藻类属于碱性食物。蔬菜、水果中含有丰富的维生素，对于抑制毛细血管扩张、降低血管通透性，防止荨麻疹的发生有很好的作用。所以，慢性荨麻疹患者平时宜多食用碱性食物。

4. 为什么慢性荨麻疹患者应少食高碘食物

临床上发现不少慢性荨麻疹患者同时伴有甲状腺功能异常或抗甲状腺自身抗体异常，在常规治疗效果不佳的情况下加入治疗甲状腺药物后往往能收到较好疗效。通过研究发现，这类荨麻疹患者血液中含有抗甲状腺抗体，包括抗甲状腺球蛋白抗体、抗甲状腺微球蛋白抗体，这些抗体可能引起机体肥大细胞释放组胺等导致荨麻疹发生。而长期摄入高碘食物容易引起甲状腺功能异常或抗甲状腺自身抗体升高，故慢性荨麻疹需要少吃高碘食物，如海带、紫草、含碘食用盐等。

第七章

荨麻疹的日常生活调摄

—— "医患配合，日常调理" 是战胜荨麻疹的制胜法宝

荨麻疹是一个临床上十分常见的疾病，绝大多数人都曾得过。因为其剧烈瘙痒，使患者异常痛苦，且来无影去无踪，一旦患上，容易反复发作，正所谓 "病来如山倒，病去如抽丝"。在漫长的治疗过程中，光靠药物治疗往往达不到理想效果，必须结合日常生活调理，医患配合，才能更好地控制其发生。在这整个过程中，是以中医 "未病先防，既病防变" 的思想为指导，即未发病之前预防发作，已发病则可以预防加重或反复发作。下面介绍一些常见的预防荨麻疹方法，希望能帮助广大患者改善生活质量。

1. 简易预防方法向荨麻疹说再见

（1）应远离过敏原，尽量避免接触过敏原。如不吃容易导致过敏的食物，避免接触冷空气，减少接触皮毛等；注意家庭卫生，尽量不要饲养有毛的小动物；在医生指导下停止服用可能引

起过敏的药物，而且今后也需谨慎应用此类药物。

（2）不宜用热水烫的方法止痒。

（3）建议穿宽松的无束带的衣服，皮带不要勒得太紧。

（4）戒烟酒以及少食辛辣食物。

（5）日常生活中可以服用一些维生素和矿物质制剂，如复合维生素、维生素C、钙片等。

（6）平常可饮用一些乌梅汤等清凉饮料，食用清凉去火的食物。

（7）注意劳逸结合，加重体育锻炼，保持良好的心态。

（8）面部出现荨麻疹，可以冰水或硼酸液湿敷，能有效缓解瘙痒灼热。

2. 为什么得了荨麻疹不宜过度搔抓

（1）搔抓皮肤时，指甲易将薄嫩的皮肤划破，小毛细血管破裂出血。此时不仅皮肤的天然屏障被破坏，而且从毛细血管内渗出的血清蛋白及组织液，为细菌、真菌等各种微生物提供了良好生长环境，常导致各种化脓性细菌感染，使皮肤产生炎症反应。这类炎症反应则刺激相应的神经纤维，使神经冲动传导至大脑皮层感觉区，产生痒觉和痛觉。因此使劲搔抓皮肤后，不仅没有减少患处痒感，反而感觉又疼又痒。

（2）过度的搔抓使皮肤表面的细胞脱落，使血清蛋白从毛细血管渗出，与细菌结合后形成了抗原性物质。这种自体抗原通过毛细血管吸收入血液后，激发机体免疫系统释放化学介质，导致出现风团，瘙痒加重。这种激发反应也能使皮肤发生炎症，炎症反应刺激相应神经纤维，使神经冲动传导至大脑皮层，产生痒觉。因此用力搔抓皮肤后反而瘙痒加重。

（3）搔抓皮肤会直接损伤皮肤中的神经纤维，发生炎症反应，使神经纤维产生神经冲动，结果也使得大脑皮层产生痒觉。

所以，皮肤瘙痒时不要用力搔抓。合理的止痒方法是降低皮肤温度，以皮肤冷觉来麻痹大脑皮层的痒觉。

3. 南方人怎样预防荨麻疹

南方地区气候炎热潮湿、蚊虫较多。饮食方面，东南地区民众喜食海鲜，西南云贵川地区民众喜食辣椒、花椒、大蒜等调味品，而藏区民众则喜食牛羊肉及奶制品。故南方人在预防荨麻疹方面需要注意：①尽量避免长期身处于潮湿环境当中；②避免蚊虫叮咬；③尽量减少过度食用海鲜、牛羊肉、刺激性调味品等；④在夏季炎热时，避免过食生冷。

4. 北方人怎样预防荨麻疹

北方地区气候干燥，风大，早晚温差较大。饮食上民众喜食牛羊肉，喜饮高度白酒。故北方人在预防荨麻疹方面需要注意：①早晚温差较大时，注意及时增减衣物；②保持皮肤的湿润，避免皮肤过度干燥；③大风天气外出时，注意穿衣戴帽，避免受风感冒；④避免过度食用牛羊肉；⑤春季外出时，注意戴口罩，避免吸入花粉、杨絮及柳絮；⑥尽量减少饮用白酒。

5. 不同季节如何预防荨麻疹

春季是一个荨麻疹高发的季节，其主要原因在于较长时间暴露于室外环境中，易接触花粉、粉尘、杨絮及柳絮等过敏原导致发病，故荨麻疹患者应尽量减少室外停留时间，避免接触花粉、杨絮、柳絮等物质，出门应穿长袖，减少皮肤暴露，并戴口罩或面巾。

炎热的夏季预防荨麻疹应注意以下几点：①避免过食生冷，尤其是冰镇西瓜和冰镇啤酒；②尽量减少食用路边烧烤摊食物，特别是羊肉串、蚕蛹等发物。③避免过度使用电扇或空调；④阳光强烈时减少室外逗留时间，外出时需做好防晒工作，或涂抹防晒霜，或打太阳伞。

秋天是收获的季节，水果的品种较其他季节明显增多，因食用各类水果而引发荨麻疹的也不在少数。理论上任何水果都可能引起荨麻疹，故预防荨麻疹需要注意以下几点：①尽量避免食用表皮有细小绒毛的水果，如猕猴桃；②如果吃了某种水果以后出现不适，以后应避免再吃相同种属的水果；③吃水果前最好将水果放入盐水中浸泡半小时，将表面附着农药去除，削皮后再食用。

冬季预防荨麻疹应该从以下几点入手：①洗澡不宜用太烫的水，洗后尽快擦干水渍，避免感冒；②做好皮肤保健，保持肌肤滋润，防止过于干燥；③避免过多食用牛羊肉、狗肉等燥热之品；④尽量减少出门，出门时应注意保暖，避免突然接触冷空气或冷水；⑤尽量少吃火锅。

6. 不同体质的人如何预防荨麻疹

以中医理论为指导，通过研究人类各种体质特征、体质类型的生理和病理特点，可以将人体分为九种体质，以此分析疾病的反应状态、病变性质及发展趋向，从而指导疾病的预防和治疗。九种体质分别为平和质、气虚体质、阳虚体质、阴虚体质、痰湿体质、湿热体质、血瘀体质、气郁体质、特禀体质。除平和质为正常体质外，其余8种均为病理体质。因平和质在现代社会中已经很少见，故在此仅介绍其余8种体质在预防荨麻疹方面需要注意的地方。

（1）气虚体质：气虚则卫外不固，易受六淫侵袭，所以气虚体质是荨麻疹发生的常见体质。在预防方面应重点补气养气，培补肺脾肾三脏。平素适当加强体育锻炼，劳逸适当；经常做一些腧穴按摩进行自我保健，如足三里、关元、气海、命门等。

（2）阳虚体质：阳虚则寒，寒冷性荨麻疹患者多属于此种体质。阳气乃一身之根本，必须重视体内阳气的固护。预防方面首先需要重视精神的调养，保持心情愉快，精神舒畅，有利于阳气的振奋；平素注意保暖，多参加体育锻炼；可以按揉气海、关元等穴振奋体内阳气。

（3）阴虚体质：阴虚则热，阴虚风动，热性荨麻疹及胆碱性荨麻疹患者多属于此种体质，也是易发荨麻疹的体质。预防方面需要注意：忌食辛辣、油腻或者过咸、过烫的食物，以免伤及胃阴，加重阴虚；不宜剧烈运动，汗出过多之后应尽快补充水分、电解质；保持心情舒畅，心平气和，思想娴静，居住地宜挑选安静的地方。

（4）痰湿体质："胖人多痰湿"，体型偏胖患者多属于此种体质。预防方面需要注意：加强居住环境通风，避免长时间在潮湿环境中逗留；阴雨季节更需防止湿气的侵袭；保护脾胃，杜绝生痰之源；加强室外体育锻炼，强身健体，适当出汗为宜；最好穿透气性好的衣物、鞋袜，有利于汗液的蒸发，祛除体内痰湿。

（5）湿热体质：此种体质的荨麻疹常因湿热蕴积中焦，致气机阻滞，三焦不畅，药物不易吸收，成为较难治疗的慢性荨麻疹。预防方面要从改善居住环境和饮食调理入手：居住环境舒适，不宜潮湿、闷热；减少辛辣、油腻、肥甘厚味的食物摄入，不宜暴饮暴食，忌烟酒；清淡饮食，保持健康良好的饮食习惯，避免消化不良，水湿内停，食积肠胃。

（6）血瘀体质：此种体质在女性中较为常见，常常伴有痛经或血块。在预防方面需注意保持乐观的精神面貌，心情开阔，积极向上，与人和谐相处；多参加集体和娱乐活动；生活起居有规律，劳逸结合，早睡早起，保证充足睡眠时间；减少油腻食物的摄入。

（7）气郁体质：此种体质是荨麻疹常发体质，在女性中较为常见，尤其是处于更年期女性。预防方面需注意心理卫生和精神调养：多与家人、邻居、朋友沟通，保持健康和谐的家庭、邻里关系；多欣赏乐观积极向上的电视、电影、音乐；胸襟开阔，不要为鸡毛蒜皮等小事斤斤计较；居室环境清静；劳逸结合，保证充足睡眠时间；坚持体育锻炼，运动身体，通行气血，愉悦身心。

（8）特禀体质：又称为特禀型生理缺陷，包括过敏体质、遗传病体质、胎传体质等，荨麻疹患者通常属于过敏体质，常常具有先天性因素，是最常见的发病体质。在预防方面需要注意：尽量避开过敏原；尽量避免情绪紧张；饮食宜清淡，粗细搭配，荤素合理；少食辛辣之品、发物及含致敏物质的食物；保持室内清洁，被褥床单要经常洗晒，室内装修后不宜立即居住；春季减少户外活动时间，防止对花粉过敏；不宜养宠物；起居应有规律，积极参加各种体育锻炼。

7. 不同年龄段的人如何预防荨麻疹

不同年龄的人因生理特点、生活习惯不同，在预防荨麻疹方面有其各自需要重点注意的地方。

（1）小儿：荨麻疹不仅成人多发，在小儿中也为多发病、常见病。小儿作为特殊群体，与成年人相比，虽然同患荨麻疹，但是两者之间还是有区别的。小儿荨麻疹的特点是常见引起发病的可疑病因首先是食物，其次是感染。小儿年龄不同、饮食结构不同，造成引起荨麻疹的病因各异，但因小儿发病一般都为急性荨麻疹，过敏原往往容易找出，一旦找出，应尽量避免接触此类物质。同时小儿自制力较差，皮肤娇嫩，在室外玩耍时，外界的轻微刺激即可诱发荨麻疹，故应当做好小儿护理，避免虫咬、接触花粉、粉尘等，做到保暖、室内清洁、不养小动物、勤换勤洗勤晒衣物等。饮食上要注意营养搭配合理。

（2）青少年：青少年因其生理特征的突变，身体内分泌及心理的剧烈变化，预防方面首先应保持良好的心态，不急不躁；其次，营养均衡，不要偏食，多吃蔬菜；第三，出门注意保暖，避免"要风度，不要温度"现象的发生；最后学习中要劳逸结合，保证充足的睡眠时间，积极参加课外活动。

（3）成年人：作为社会活动的主要参与者，承担着比其他年龄段人群更多的社会压力，故预防方面应注意合理的解压，劳逸结合，保持舒畅的心态，愉悦的心情；不宜长期加班，保证生活的规律，充足的睡眠；适当地参加体育锻炼；饮食方面，少吃辛辣、油腻、牛羊肉、海鲜等，禁烟酒；身体有其他疾病的人，应积极治疗，防止其成为荨麻疹的诱因。

（4）老年人：老年人免疫功能低下，同时容易患一些慢性疾病，对机体机能造成一定影响，导致荨麻疹往往迁延日久，不宜治愈。所以在预防方面应积极治疗慢性基础病；保持皮肤的滋润，多抹润肤霜、润肤膏等；多饮水；清淡饮食，不宜食用不易消化的食物；避免过度搔抓。老年人常受到家庭子女、身体健康等问题的困扰，容易造成情绪低落或急躁，心情不畅，这些都可能加重病情，所以老年人适宜闲淡的生活，积极参加健身活动。

8. 荨麻疹患者洗澡要注意什么

（1）气温较低时洗澡需注意：①水温不宜过烫，避免过度擦洗；②注意浴室窗户关好，避免受风；③洗澡后，尽快擦干水渍，穿好衣物，避免受凉感冒；④洗澡后皮肤干燥者，注意涂抹保湿水或保湿霜。

（2）气温较高时洗澡需注意：①不宜用凉水直接冲洗；②不宜在室外洗澡。

9. 荨麻疹患者如何预防幽门螺杆菌感染

目前，国内外众多专家学者认为慢性荨麻疹与幽门螺杆菌感染有很大关系。临床上很多反复发作、经久不愈的慢性荨麻疹在加入抗幽门螺杆菌的药物后，往往收到很好的疗效。幽门螺杆菌导致荨麻疹的原因普遍认为有以下几点：细菌与人体内环境相互作用，促使介质释放；细菌作为一种完全抗原，刺激免疫系统释放介质；细菌刺激消化道黏膜，破坏胃内黏膜屏障，导致食物消化不完全，而发生变性产生抗原进入血液；黏膜炎性损伤产生炎性因子刺激免疫系统释放介质；细菌长期潜藏在消化道内，破坏人体内环境平衡，导致免疫功能紊乱，人体抵抗力下降，疾病随之发生。所以在预防中应当注意：

（1）预防幽门螺杆菌感染必须注意保持口腔卫生，防止病从口入。因为幽门螺杆菌是经口进入人体的，常常隐匿于带菌者的口中。目前中国不少地方的大人仍然习惯对小儿采用口对口的喂食方式，导致小儿被细菌感染，故这种口对口喂食的陋习一定要废除。

（2）幽门螺杆菌可在自来水中存活 4 ～ 10 天。因此，日常生活中尽量做到喝开水而不喝生水、吃煮熟的食物而不吃生食，牛奶也需要在消毒后才能饮用。

（3）避免与口腔溃疡患者接吻或者共用餐具。

（4）勤洗手，督促小孩多用肥皂洗手，可以有效避免幽门螺杆菌通过手部进入口中。

（5）三餐规律，不宜暴饮暴食。

第八章
荨麻疹治疗经验荟萃

验案 1：风热犯表证

王某，男，13 岁，学生，就诊时间 2013 年 08 月 10 日。

> **主要表现：** 躯干及四肢部位可见大片鲜红色风团，自觉发热，瘙痒剧烈，头痛，咽喉肿痛，症状已持续 2 天。舌边尖红，苔薄黄，脉浮数。

故事：2013 年 08 月，正是北京炎热的时节，笔者在医院照常出门诊，有一位母亲带着个小朋友，神色焦急地前来就诊。母亲说这几天来，小朋友身上不定时出现红色的风团，开始时是黄豆大小的红色斑片，随着小朋友的搔抓斑片越来越大，斑片与斑片之间还可以融合在一起。这些斑片可以消退，不是一直持续的。我见小朋友面色潮红，时有汗出，就说让他先量一下体温，再做一下血常规检查。体温是 37.5℃。血常规为白细胞计数：10.3×10^{12}/L，中性粒细胞所占：77%，其余基本正常。我给这位母亲解释道："小朋友得的这个病叫荨麻疹，而且是因为细菌感染引起的急性荨麻疹，在中医看来这个荨麻疹的证型应归于风热犯表证。夏季气温高，最容易风邪夹杂热邪侵犯人体肌表。风热邪气侵袭人体，与人体的正气在皮肤腠理处搏斗、厮杀。邪气来者不善，与正气搏斗之时，也破坏着场地，所以表现为皮肤红肿，连及成片。因正气并不衰弱，所以可以表现为发热，白细胞计数增高。热邪与风邪同样喜欢向上运动，所以可以出现头痛，伴有咽喉肿痛。"此时小朋友问："医生叔叔，有没有办法不让我这么难受了？每天皮肤上好痒啊。"我说："男子汉，不要怕苦，良药苦口利于病，我给你用一些辛凉解表、疏风清热的中药，帮助正气抵御邪气吧。"处方如下：

荆芥 6g	防风 6g	苦参 9g	当归 6g
苍术 9g	石膏 20g	知母 6g	牛蒡子 9g
金银花 6g	连翘 6g	牡丹皮 9g	生甘草 6g

方中荆芥、防风疏风解表，金银花、连翘清热解表，石膏、知母、牡丹皮清热凉血，当归补血活血，苍术祛风止头痛，牛蒡子清热利咽，苦参燥湿止痒，生甘草调和诸药。本方服用1周，热退疹消。综合来看，全方刚中具柔、动中有静，为治疗荨麻疹的有效方剂。

验案 2：风寒束表证

郭某，女，40 岁，文员，就诊时间 2013 年 12 月 14 日。

一本书了解荨麻疹

主要表现： 气温骤降后，全身散在苍白色风团，尤其在四肢外侧严重，伴有怕冷、周身酸痛。舌淡红苔薄白，脉浮紧。

故事：这位郭女士是在 12 月气温骤降后来就诊的患者，自述北京气温骤降后，她就发现自己的全身时不时出现一些鼓起来的团块，颜色比正常皮肤颜色浅，倒是不是特别痒。我就问："那有没有哪些部位更容易起来呢？"她回答："四肢外侧比较多，而且最近还觉得比原来怕冷了，浑身也有些酸痛不适，感觉没什么精神。"我给她解释，这是因为感受了风寒邪气，患了荨麻疹。自然界中有风、寒、暑、湿、燥、火六种邪气，风邪杂在寒邪侵袭人体可以引起多种疾病，如感冒、咳嗽、哮喘、寒痹、中风等，荨麻疹只是其中一种。寒为阴邪，喜欢侵袭人体阳气旺盛的部位，如四肢伸侧。风寒邪气并不像风热邪气来势汹涌，所以风团多比正常肤色浅，瘙痒不明显。寒为阴邪，侵袭人体后，人体会感到寒冷等不适。而且中医讲不通则痛，所以表现为周身酸痛。郭女士表示，她对荨麻疹有了一定的认识，现在她想知道这种荨麻疹好治么？我回答道："因为是外邪袭表，所以这种荨麻疹还是相对好治的，我马上会为你开药。"处方如下：

麻黄 3g	桂枝 10g	黄芪 10g	白术 10g
防风 10g	荆芥 10g	生姜 10g	羌活 10g
柴胡 10g	乌梅 10g	茯苓 20g	甘草 6g

这个方子取了麻黄汤合玉屏风散两方的含义。麻黄、桂枝、荆芥、防风、羌活解表散寒、疏散风邪；黄芪、白术、防风三足鼎立，固护人体正气，驱除邪气；柴胡、乌梅抗过敏；茯苓、白术、生姜、甘草顾护中焦脾胃。当时我为她开了 3 服中药，嘱咐她避风寒，注意保暖，水煎服，每日两次。复诊时郭女士表示风团发作次数及频率比原来减少，也不再怕冷，周身也不痛了。所以我在上方基础上加减了一下，又开了 7 服中药，郭女士未再复诊。

验案 3：血虚风燥证

刘某，女，28 岁，产后 2 月，就诊日期 2014 年 1 月 5 日。

主要表现： 产后 1 月起，躯干及四肢部不时有新起皮疹，色淡红，部分皮疹连成片。瘙痒夜间加重，影响睡眠。疲乏，面色苍白，现时有头晕、心慌。舌淡苔薄白，脉弱。

故事： 这一天，我的门诊迎来了一位特殊身份的女士—— 一位产妇。她进来时，我便注意到她的面色有些苍白。不同于一般的青年女子，她看起来眉间少了些神采。刘女士叙述，可能是坐月子时不小心受风了，近 1 月身上总是不时地起一些风团。虽可以消下去，但是需要用时较久。说罢，她将袖子挽起给我看胳膊上的风团，风团呈大片状，比正常肤色稍红一些。接下来的谈话，刘女士告诉我，也许是因为刚生完孩子，所以觉得最近很容易疲乏，时有头晕、心慌。我给她解释道，她这是因为产后血虚，所以患有荨麻疹了。生产过程中孕妇会丢失一部分血液，也会因为用力丢失一些汗液。中医讲津血同源，所以出汗也算是另一种形式的出血，当血液与汗液一同丢失，就会导致血虚。血是气的载体，所以当血液流失时，气也随之脱离人体，造成气血两虚。血虚易生风，气虚易受风邪，最终导致血虚风燥型荨麻疹，这是产后常见的疾病之一。因气血两虚无以濡养全身，所以乏力。夜间血归于肝，所以正气随之较弱，风邪相对较强，表现为瘙痒夜间加重。气血两虚在头表现为头晕，在面表现为面色苍白。血虚无以濡养心脉，则心慌。我对她说，若相信我，我可以为她开几剂中药，但建议她在服药期间避免哺乳。刘女士表示，就是因为怕吃药影响到孩子，所以拖了这么久才进行治疗。但是现在夜里的瘙痒，严重影响了睡眠，所以她要先试试治疗。于是我为她配制了以下药方：

生地黄 10g	熟地黄 10g	当归 20g	白芍 15g
川芎 10g	黄芪 20g	何首乌 10g	白鲜皮 10g
地肤子 10g	荆芥 10g	防风 10g	生甘草 6g

方中生地黄滋阴凉血、熟地黄滋阴养血，二地相互配合滋阴养血，又不致滋腻碍胃，影响脾胃运化；当归养血活血、川芎行气活血，二者在养血的基础上兼顾理气；白芍协同生地黄加强凉血作用，减少溢出脉管外的血，从而减轻风团；何首乌配合熟地黄滋阴养血，为生血提供物质基础；气为血之帅，且血为有形之物较为难补，所以应先益气以摄血，故应用黄芪；白鲜皮、地肤子燥湿止痒，荆芥、防风祛风止痒，两对药对的应用可明显

减轻夜间的瘙痒；生甘草调和诸药。本方加减用药 1 月，有明显疗效。

验案 4：脾胃湿热证

张某，男，32 岁，销售，就诊日期 2013 年 7 月 15 日

> **主要表现：** 进食油腻、辛辣食物后躯干部位出现云片状风团，颜色淡红，形状不规则，下午瘙痒明显。平素喜食辛辣食物，近日食欲不振，食后腹胀，乏力。舌红苔黄腻，脉弦滑。

故事：这位前来就诊的男士身宽体胖，近日常因进食辛辣、油腻食物出现瘙痒，下午瘙痒明显。身上还有时起时消的风团，这些风团形状不规则，像云朵一样呈大片状，颜色比正常肤色稍红一些。在和这位患者的交谈中，我了解到他平时喜欢喜欢吃辛辣、油腻的食物，但是最近胃口不是很好，每天感觉很疲乏，经常吃了东西后还出现腹胀等情况。我对他解释道："身上的风团是因为你患有荨麻疹了。你平素喜欢吃油腻、辛辣食物，这些食物容易影响脾胃运化。脾胃运化功能弱，运化不及，内生湿热，就会引起荨麻疹。湿热引起的疾病多午后加重，所以此类型荨麻疹下午瘙痒更明显。湿热内蕴，脾胃运化减弱，表现为食欲不振，食后腹胀。湿热黏滞，影响气机升降出入，所以乏力。湿热与夏季同气相求，所以脾胃湿热型荨麻疹多在夏季发生或加重。"张先生希望我针对他的病情，开出中药方，于是有了以下药方：

苍术 10g　　　厚朴 10g　　　陈皮 10g　　　生甘草 10g

猪苓 10g　　　泽泻 10g　　　白术 10g　　　茯苓 10g

栀子 10g　　　防风 10g　　　藿香 10g　　　香薷 10g

本方旨在清热化湿，健脾和胃。方中苍术、厚朴燥湿健脾；茯苓、猪苓、泽泻健脾利湿；白术、陈皮、生甘草调和中焦，运脾化湿；栀子清热利湿；防风祛风止痒；因北京的七月暑湿严重，故加藿香、香薷清利暑湿。方中各药物各自发挥自己的特长，又相互配合，可有效地减轻脾胃湿热引起的荨麻疹。

验案 5：肠胃湿热证

胡某，男，23 岁，学生，就诊日期 2014 年 4 月 3 日。

> **主要表现：**进食海鲜后四肢出现大片风团，颜色淡红，形状不规则，时起时消，下午瘙痒明显。既往患有胃肠炎，现时有反酸烧心、恶心呕吐，大便黏腻不爽。舌红苔黄腻，脉滑数。

故事：在与他交谈过程中，我了解到，他平素饮食不节，暴饮暴食，年纪轻轻又喜欢喝酒，这些不良的生活习惯均可损伤胃肠，使胡先生年纪轻轻便患有胃肠炎。因胃肠受损，内生湿热，影响脾胃运化，气机升降失常，故时有反酸烧心、恶心呕吐，大便黏腻。海鲜为中医所说的"发物"，可引起荨麻疹、疖等皮肤病。于是我告诉胡先生，他患有的是肠胃湿热型荨麻疹。海鲜先通过咀嚼入胃，经过胃的消化、吸收进入肠道。因海鲜内有异体蛋白，可以作为过敏原，引起人体的过敏反应，所以出现大片风团，颜色淡红，形状不规则。早晨人体的正气最强，而病邪最弱，随着气温升高，体内湿热邪气渐盛，所以下午瘙痒明显。舌红苔黄腻，脉滑数也是肠胃湿热的表现。胡先生问："那我的这个病要怎么治疗呢？"我对他说："首先要改变生活习惯，饮食清淡，不要暴饮暴食、过量饮酒，与此同时忌食海鲜、羊肉等发物，最后配合口服中药即可。"以下是我为他制定的药方：

防风 10g	连翘 10g	荆芥 10g	薄荷 10g
生石膏 20g	白鲜皮 10g	苦参 10g	蝉蜕 10g
茵陈 10g	栀子 10g	大黄 3g	枳壳 10g

本方具有疏风解表，通腑泻热的功效。方中防风、荆芥疏风解表；薄荷、连翘清热解表，可有效减轻皮肤上的风团；白鲜皮、苦参、蝉蜕燥湿止痒；生石膏清气分热；茵陈清利湿热；栀子清泻三焦湿热；大黄配枳壳通腑泻热，可明显改善大便溏泄。

验案 6：热毒燔营证

陈某，男，30 岁，某公司职员，就诊日期 2014 年 4 月 2 日。

主要表现：全身泛发风团 2 天，色红，压之褪色，伴有发热，口渴喜冷饮，咽喉红肿，面红目赤，大便秘结，小便少。舌红绛，苔黄，脉滑数。

一本书了解荨麻疹

故事：有一天上午出诊的时候，进来一位 30 岁左右的男性，从进门开始就在不停地搔抓皮肤，说他两天前不知道什么原因突然浑身起疙瘩，还特别痒，去外面诊所就诊，医生说是"荨麻疹"，开了一点西药片，吃了药以后，疙瘩就下去了，但是不久后又慢慢地起来了，并且疙瘩的范围越来越大，也越来越痒，所以今天来我院就诊。我问他有没有发热，口渴这些，他说昨天晚上开始有一点发热，测体温是 38.5℃，口渴比较厉害，喝了很多水。我给他解释道："你的症状在中医看来属于'瘾疹'，又叫'风疙瘩'，证型属于热毒燔灼证，也就是西医说的荨麻疹。因为从症状上来看，是突然发生的，符合风邪骤然而至的特点，并且风邪善动，来回窜动于皮肤，所以疙瘩时隐时现，瘙痒。邪气久羁，则化生热毒，热毒来势汹汹，所以你的病情发展快，进展迅速。热毒较重，所以你的风疙瘩颜色比一般的更红，出现发热，咽喉红肿，而舌红绛，苔黄，脉滑数这些都是热毒重的特点。"他又问我，为什么他会口渴，喝了很多水之后小便却很少，大便也比较干呢？我给他解释，体内热毒亢盛，把体内的津液都给蒸干了，当然就会口渴了，热毒持续煎灼，喝再多的水都被蒸干了，而大小肠的津液也随之减少，所以他小便量少，大便干。他听了解释，说他明白了，让我开药。于是我给他开方：

黄连 10g	黄芩 15g	栀子 10g	生石膏 30g
知母 20g	生地黄 15g	牡丹皮 15g	赤芍 15g
连翘 10g	玄参 20g	桔梗 10g	竹叶 10g
麦冬 10g	板蓝根 30g		

方中重用石膏、知母取白虎汤之意，走气分，清热保津；黄连、黄芩、栀子通泻三焦火热；生地黄、赤芍、牡丹皮入血分凉血散风，所谓"治风先治血，血行风自灭"；配连翘、玄参"解散浮游之火"；桔梗"载药上行"；竹叶引热邪从小便而解；麦冬滋阴生津；板蓝根解毒利咽。诸药相合，共收清热解毒，凉血泻火之功。

验案 7：虫积伤脾证

郭某，男，5 岁，某幼儿园学生，就诊日期 2013 年 12 月 4 日。

> **主要表现：** 近半年来皮肤反复出现风团，发无定处，色白，伴剧烈瘙痒，身体瘦小，时有脐周疼痛，嗜食零食，舌淡，苔白腻，脉弱。

故事：有一天出门诊的时候，一位家长带着孩子进来，孩子哭哭啼啼的，进来的时候正在抓后背。家长说这半年以来，孩子身上总是时不时起疙瘩，有时候在后背，有时候在四肢，没有固定的地方，起了疙瘩孩子就去挠，有时候疙瘩越挠越多，就去其他医院看病，说是"荨麻疹"，中药西药都吃了，都没有达到理想的效果。我给她解释这个病在中医看来叫"瘾疹"，又名"风疙瘩"，西医称之为荨麻疹。中医认为，它的发生与风邪关系密切，风性善动，所以它的发生时有时无，没有固定发作的地方，就像风一样，来无影去无踪。然后我又问她，孩子平时饮食如何？有什么不良习惯吗？家长回答说孩子很小就爱吃零食，正餐就不怎么吃，身体也比较瘦，有时候肚脐周围还会痛，晚上睡觉还磨牙。我再问家长，有没有去医院给孩子查过寄生虫，家长说没有。于是我就给孩子开了化验单，让带着去检验科查一个大便。半个小时后，家长拿着检查结果回来问我，孩子体内真有寄生虫，那跟荨麻疹有关系吗？我告诉她孩子平时喜欢吃零食，饮食不干净，给了寄生虫可乘之机，在肠道内安定下来，长久下来，必将影响孩子的脾胃功能，而胃主受纳，脾主运化，脾胃功能失调，则水湿内停，湿蕴生热，湿热裹结，从阳化风，最后导致了瘾疹的发生。家长又问："那孩子的荨麻疹怎么治疗呀？"我回答："孩子目前是虫积脾弱，首先应该杀虫，虫消脾胃自然就恢复正常，瘾疹就好了。"家长说原来得病这么久还是肚子里的蛔虫惹的事哟，让我给开个方子吧，于是我开方：

使君子 6g	槟榔 6g	苦楝根皮 10g	连翘 10g
茯苓 10g	山楂 20g	神曲 10g	莱菔子 15g
半夏 6g	陈皮 10g	甘草 9g	白术 10g

方中使君子、苦楝根皮驱虫杀虫；槟榔消积导滞，促进虫尸及虫卵的排出。山楂酸温，善消肉食；神曲辛温，善消酒食；莱菔子辛甘，善消面食；三药合用，即促进食物消化，又可清除因寄生虫导致的腹胀，嗳酸等。伤食则脾不健运，中湿不化，故以白术，茯苓健脾化湿；久郁则生热，故以连翘散结清热；半夏、陈皮和胃健脾，调中理气。诸药合用，共奏消食导滞、调胃和中

之功。

验案 8：卫气不固证

张某，男，60 岁，退休人员，就诊日期 2014 年 1 月 29 日。

> 主要表现：全身反复起风团 2 年，常常于遇风时发作或加重，色白，面部及颈部尤甚，伴瘙痒，怕冷，多汗，易疲劳，乏力。舌淡，苔薄白，脉细。

故事：有一天，门诊来了一位 60 岁左右的男士，他说他 2 年前因为吃了一次海鲜，全身出现疙瘩，去其他医院看，诊断是"荨麻疹"，开了一些西药，吃了以后有所缓解，但以后每次出门吹了风或者洗澡后吹空调又会出现风团，瘙痒很厉害，反反复复，还经常无缘无故地出汗，比较怕冷，体力也没以前好了，平常爬个三楼都比较累，尤其是做点体力劳动之后，浑身没劲，找了很多医院，中药西药都尝试过，都没有明显的效果。我给他解释在中医看来他这个属于"瘾疹"，又叫"风疙瘩"，跟西医的荨麻疹一样。中医认为，卫气主温煦、司开阖、御外邪、调寒温，脾胃乃后天之本，卫气的充盈依赖于脾胃功能正常，而人到老年，五脏渐衰，六腑渐惫，脾胃功能下降，则卫气不足，御外失责，风邪趁机而入，所以风团发生突然，瘙痒剧烈，在暴露部位尤其严重；温煦失责，则患者怕冷；卫气虚，开合毛窍功能失常，则见多汗。他又问我为什么他这两年体力下降这么多，动不动就浑身没劲、乏力呢？我告诉他，风是外来的邪气，侵袭人体后，与体内正气相搏于肌表，长久之后，必然致正气耗损，加上脾胃功能下降，最后致正气亏虚，出现体力下降，疲劳乏力这些症状。他说明白了，让我开方。于是我开方：

桂枝 10g	白芍 10g	炙甘草 10g	生黄芪 10g
白术 10g	防风 10g	荆芥 10g	当归 10g
生地黄 15g	蝉蜕 10g	浮萍 10g	茯苓 20g

方中桂枝、白芍调和营卫，御邪于外；荆芥、防风、蝉蜕、浮萍祛风固表；生黄芪益气固表，充营实卫；当归、生地黄养血行血，白术、炙甘草、茯苓健脾益气，保护正气的力量。以上几味药合用，具有调节机体阴阳平衡，调和营卫，益气固表的功效。

验案 9：冲任失调证

徐某，女，30 岁，某公司员工，就诊日期 2014 年 3 月 3 日。

> **主要表现：皮肤反复起风团 3 年，每于月经期间发生或加重，瘙痒较甚，经期乳房胀痛，神疲乏力。舌暗红，苔薄白，脉弦细。**

故事：一天出门诊的时候，进来一位 30 岁左右的女性，说她三年来身上反复的起疙瘩，每次来月经的时候尤其严重，而且每次还主要出现在小腹和大腿根，特别的痒，越挠越重，去别的医院看了，说她这个是荨麻疹，中药西药都吃过，但是疗效都不太理想，所以今天才来我们医院就诊。我问她每次月经规律不？经量如何？痛经吗？她回答说不是提前就是推后几天，不太准时，每次来的量也少，基本 3 天左右就干净了，有时候有点痛经，但不严重。我又问她经期除了这些之外还有没有其他的不舒服？她说就是觉得乳房比较胀，身上没力气，总想躺着。我就给她解释，荨麻疹中医又叫"瘾疹"，或者"风疙瘩"，主要是跟风邪有关，风邪分为从外侵袭人体的外风和由内而生的内风，内风可由多种原因形成，比如说热极生风、肝阳化风、血虚生风、阴虚生风等。结合她的症状、体征、病史，我判断她应该属于冲任失调所致的血虚生风。冲任，分别为冲脉、任脉，均属于人体经脉的奇经八脉。冲为血海，主胞宫；任脉，调理阴经气血，为"阴脉之海"，若冲任失调，则出现月经不定期，量少，痛经等；久病致虚，久病入络，因虚致瘀，因瘀致虚，二者互为因果，加上每次来月经的时候，经血排出体外，加重血虚，血虚而生风，故荨麻疹在经期发生或者加重，同时伴有乳房胀痛，神疲乏力等。舌暗红，苔薄白，脉弦细都是冲任失调所导致的一些表现。她恍然大悟道："原来这么多年我的荨麻疹跟月经不调有关呀！"让我给开方，于是我开方：

女贞子 10g	旱莲草 10g	桃仁 10g	红花 10g
当归 15g	生地黄 10g	熟地黄 10g	白芍 15g
赤芍 15g	川芎 15g	僵蚕 10g	蝉蜕 10g
党参 15g	黄芪 10g	丹参 30g	

女性患者荨麻疹与月经周期有关，则应从调理冲任、活血养血祛风方面开始着手。方中女贞子、旱莲草调理冲任，滋养肝肾；桃仁、红花、川芎、赤芍、丹参活血化瘀而调经；熟地黄、白芍、当归、生地黄养血活血以祛瘀生新；僵蚕、蝉蜕以通经络，开痹兼祛风邪；党参、黄芪益气生津，以扶正气。

验案 10：肝气郁结证

段某，女，43 岁，家庭主妇，就诊日期 2013 年 12 月 1 日。

> 主要表现：皮肤反复起风团 3 年，色红，伴剧烈瘙痒，每遇与家人吵架后发生或加重，平素急躁易怒，常因小事与家人争吵，偶觉胸闷，胁肋胀痛，月经不规律，有时提前，有时候推后。舌红，苔薄黄，脉弦。

故事：有一天我刚走进诊室，门口就进来了一位 40 岁左右的女性，坐下就说她身上起疙瘩，特别痒，越挠越多，反反复复 3 年了，找了很多医生，中药西药都吃了，都没有治好，所以今天才来我们医院。我看她说话语速很快，加上刚才没等叫号就进屋，我就问她平时脾气怎么样？爱跟人吵架吗？她回答说她老公和孩子经常惹她生气，三天两头为了一些小事吵架，每次吵完身上就起疙瘩，特别的痒。我又问她月经怎么样？她回答说月经不太规律，有时候提前几天，有时候推后几天，很少准时。我就给她解释，她这个疾病在中医看来属于"瘾疹"，也叫"风疙瘩"，证型属于肝气郁结，西医又叫荨麻疹。肝主疏泄，喜欢气机通畅，讨厌气机郁滞，动不动就吵架，急躁易怒容易导致情志不畅，肝气郁滞，气机不畅，则致肝风内动，而瘾疹的发生与风邪息息相关，所以吵架后发生或者加重；肝调畅周身气机，肝气郁滞，则气机郁滞，不通则痛，才出现胸闷，胁肋胀痛等；肝藏血，气滞则血瘀，久瘀则虚，冲任失调，所以有月经不规律；气郁日久则生热，所以有舌红，苔薄黄，脉弦这些表现。她问我该怎么治疗呢？我回答她首先要注意在日常生活中调畅情志，多与人沟通交流，注意控制自己的情绪，常去做一些健身活动，然后再配合我开的方子治疗。她回答说她会慢慢地调节好自己的情绪的，让我开方。于是我开方：

牡丹皮 10g　　栀子 10g　　　赤芍 15g　　　白芍 15g
柴胡 10g　　　蝉蜕 10g　　　白蒺藜 15g　　浮萍 10g
地骨皮 10g　　防风 15g　　　白鲜皮 15g　　地肤子 10g
僵蚕 10g　　　生地黄 10g　　丹参 30g　　　女贞子 10g
旱莲草 10g

方中柴胡、白芍疏肝解郁，柔肝养血；牡丹皮、栀子清解肝热；蝉蜕、白蒺藜二药均入肝经且息风疏风；白蒺藜内可平肝风解郁，外可散风邪；蝉蜕犹能散风清热，兼可平肝止痉外散风热之邪，僵蚕平肝息风，二药共散风息风，调畅气机；浮萍透达表里，散风清热消肿；赤芍、地骨皮、生地黄清热凉血；防风、白鲜皮、地肤子清热疏风，除湿止痒；丹参活血调经；女贞子、旱莲草调理冲任，滋养肝肾。诸药同用，共奏疏肝清热凉血、息风散风之效。

验案 11：阳虚兼湿热证

张某，男，60 岁，退休，就诊日期 2014 年 3 月 3 日。

> **主要表现：** 皮肤反复起风团 5 年，色红，瘙痒甚，每遇吹风发生或者加重，夏季尤甚，平素怕冷，膝盖冷，伴身体疲劳，乏力，头重如裹，身体困重，时有腹胀。舌质淡，苔黄腻，脉细滑。

故事：有一天，我在门诊出诊，进来一位 60 多岁的男性，说他近 5 年以来每遇到吹风身上就起风团，特别痒，挠抓得很厉害，到夏天就更严重了，洗个澡出来就会起风团。去了很多家医院，吃了很多药，都没啥效果，所以今天来我们医院。我告诉他，他这个病在中医看来属于"瘾疹"范畴，西医称之为"荨麻疹"。又问他，除了身上起风团之外，还有没有其他什么症状？他说就是平时有点怕冷，大夏天都不敢吹风扇，一年四季都要穿着秋裤，有时候觉得两个膝盖发凉，一到夏天，就觉得身体发沉，没劲儿，头上像裹了什么东西似的。我接着问他饮食如何？他回答吃饭还可以，就是稍微吃多点，就觉得肚子胀。我给他解释，人过六十，天癸竭，肾气渐衰，身体的阳气就逐渐减少，身体的体抗力就差了，所以稍微一吹风，就容易得荨麻疹，而荨麻疹与风邪的关系就最密切，这种情况中医称之为"邪之所凑，其气必虚"，就是说只有在人体正气不足的时候，外界的邪气才会导致人体发病。阳气主温煦，阳气不足，所以会出现怕冷呀，膝盖凉等表现阳气不足，体内的水就没法运行，就像生活中如果阳光不足，地上的水就不容易挥发，停聚在那儿，所以阳虚则水湿内停，到了夏天，外界的湿气比较重，更加重了体内的水湿停聚，湿邪停聚日久，就容易产生热，湿热裹结，向上影响头部，则头重如裹；往中焦影响脾胃，脾胃运化不足，所以腹胀；湿热游走于周身，则身体发沉，乏力。舌质淡，苔黄腻，脉细滑这些都是阳虚兼湿热内停的表现。他问我该怎么治疗呢？他都吃过很多中药了。我跟他说他本身有阳虚，然后兼有湿热，是一个本虚表实，虚实夹杂的情况，治疗上需要标本兼顾，虚实同治。所以首先必须得温补阳气，所谓"正气存内，邪不可干"，只要把身体的阳气补起来，邪气就不能进入人体作怪了，同时兼顾清热化湿，祛风止痒。他同意继续吃中药，让我开方。于是我开方：

黄芪 10g	桂枝 10g	附子 10g	麻黄 3g
苍术 10g	蝉蜕 10g	白鲜皮 15g	苦参 10g
藿香 10g	佩兰 10g	徐长卿 20g	当归 10g
全蝎 6g	炙甘草 10g	生姜 6g	大枣 6g
防风 10g	荆芥 10g		

方中黄芪益气固表，托邪外出；附子温阳除湿壮火；桂枝和营通阳；黄芪、附子、桂枝三药合用则益气温阳，走而不守，通达周身，既温补了阳气，又不会使阳气分散不均，导致局部"上火"。麻黄祛风固表，苍术健脾燥湿，二药合用，偏行于表，使

风湿邪气远离体表。蝉蜕、徐长卿、荆芥、防风祛风止痒；苦参、白鲜皮清热化湿止痒；藿香、佩兰利湿祛邪；全蝎搜风通络，善于"疗诸风隐疹"，虫类药物的应用可以加大止痒、祛风邪的力度。佐以当归补血活血，与黄芪相伍，所以"治风先治血，血行风自灭"。炙甘草益气而调和诸药。诸药合用，共奏益气温阳、清热化湿、祛风止痒之功。